Neurofeedback: (hoe) werkt het?

Björn Crüts

Een uitgave van Biometrisch Centrum

Molenweg 15a

6271 JN Gulpen

www.biometrischcentrum.nl

ISBN 978-1-4717-5410-4

Inhoudsopgave

Voorwoord

In 2001 ben ik in Australië voor het eerst in aanraking gekomen met behandelingen in de vorm van feedback van spieren en hersenen. Er was toen al enig bewijs dat neurofeedback (feedback van hersenactiviteit) kon leiden tot veranderingen in gedrag bij kinderen met ADHD. Twee jaar later ben ik samen met partners in Nederland gestart met een concept waarbij hersenmetingen en neurofeedbackbehandelingen op een goed onderbouwde manier worden uitgevoerd. Dit heeft in eerste instantie geleid tot het ontwikkelen van nieuwe apparatuur en software aangezien dit de voorwaarde is voor het goed uitvoeren van neurofeedback. Het bleek echter ook dat voor het uitvoeren van neurofeedback veel kennis noodzakelijk is op het gebied van hersenen, gedrag, het uitvoeren van metingen en het analyseren en interpreteren van data. Dit alles heeft geleid tot de ontwikkeling van een netwerk van praktijken waar volgens bepaalde richtlijnen hersenmetingen en neurofeedbackbehandelingen worden uitgevoerd. De behandelaars in deze praktijken voeren neurofeedback-behandelingen uit die onderbouwd zijn vanuit de wetenschap. De onderbouwing van neurofeedback varieert van goed onderbouwd, zoals bij ADHD, tot matig of niet onderbouwd, zoals bij bepaalde neurologische ziektebeelden. Niet alleen wordt neurofeedback steeds vaker onderzocht, het wordt ook aangeboden door een toenemend aantal hulpverleners. Dit heeft onder andere te maken met het feit dat neurofeedbackapparatuur te koop is voor iedereen en neurofeedback als behandeling ook door iedereen, geschoold of niet geschoold, kan worden aangeboden. Voor de patiënten is het moeilijk om te bepalen of neurofeedback geschikt voor hen is, aangezien veel hulpverleners claimen dat alle ziektebeelden die ook maar iets met de hersenen te maken hebben, kunnen worden behandeld met neurofeedback. Dit is zeker niet het geval. Patiënten hebben, in tegenstelling tot onderzoekers, doorgaans geen toegang tot medische literatuur en zijn voor hun keuze dus meestal afhankelijk van de informatie die ze via aanbieders van neurofeedback (meestal via internet) kunnen vergaren. In het contact met patiënten en verwijzers heb ik gemerkt dat er behoefte is aan een algemeen overzicht van de achtergrond en kennis omtrent hersenmetingen en neurofeedback. Deze kennis wil ik, mede namens de praktijkhouders van BMC, aanbieden in de vorm van dit boek. De aangeboden informatie is gebaseerd op wetenschappelijke publicaties waarvan een overzicht achterin het boek is opgenomen. Het boek is bedoeld als introductie in de wereld van neurofeedback waarbij geen gebruik wordt gemaakt van technisch jargon. Ik hoop dat neurofeedback als relatief nieuwe behandelmethode hierdoor toegankelijk wordt voor een groter publiek en dat de keuze voor het al dan niet starten met neurofeedbackbehandelingen beter onderbouwd kan worden.

Björn Crüts

Inleiding

Neurofeedback is een behandelmethode die na de Verenigde Staten en Canada nu ook in Europa een snelle groei doormaakt. De behandeling bestaat uit het zelf trainen van de activiteit van de hersenen met behulp van een computer waardoor de prestaties van de hersenen verbeteren en klachten verminderen. Het is moeilijk voor te stellen dat kijken naar een computerscherm met daarop een animatie van de eigen hersenactiviteit kan leiden tot betere functies van de hersenen. Toch tonen steeds meer wetenschappelijke studies aan dat dit mogelijk is en dat veel patiënten met diverse klachten hierbij gebaat zijn. Ondanks de groeiende onderbouwing voor de effectiviteit is neurofeedback voor veel mensen toch nog steeds een moeilijk te begrijpen behandeling. Dit heeft enerzijds te maken met onbekendheid met de techniek en uitkomsten van onderzoek en anderzijds met de vaak extreme claims en stellingen die door neurofeedbackbehandelaars worden gemaakt. De doelstelling van dit boek is dan ook om de achtergrond van neurofeedback uit te leggen voor lezers die niet geschoold zijn op het gebied van hersenmetingen en neurofeedback-behandelingen, waarbij wetenschappelijke studies de basis vormen voor de uitleg. Om de tekst zo duidelijk mogelijk te presenteren zijn de referenties niet tussen de teksten ingevoegd, maar is een overzicht opgenomen na het laatste hoofdstuk.

Om een goed beeld te krijgen van neurofeedback zal in hoofdstuk 1 eerst de ontstaansgeschiedenis aan bod komen. Veel technieken die nu worden gebruikt in praktijken zijn direct terug te voeren op de behandelprotocollen van de pioniers op het gebied van neurofeedback. Aansluitend zal de techniek van neurofeedback uitgebreid worden besproken. De basis van de techniek vormt de hersenmeting (EEG) waarvan de uitkomsten door software worden geanalyseerd. De activiteit van de hersenen kan ook worden getoond in de vorm van feedback aan de patiënt. Zowel de techniek van de meting als principes van feedback worden toegelicht zonder gebruik te maken van technisch termen. Het hoofdstuk sluit af met het mechanisme achter neurofeedback: hoe werkt het?

In hoofdstuk 2 staat de effectiviteit van neurofeedback centraal. Allereerst wordt uitgelegd hoe behandeleffecten gemeten worden in wetenschappelijke studies en in de praktijk. Hierna volgt de beschrijving van de effecten van neurofeedback: eerst komen algemene effecten aan bod bij personen die geen klachten of ziekte hebben en bij sporters. Het grootste deel van het hoofdstuk wordt ingenomen door de studies bij patiënten. Bij iedere patiëntgroep worden eerst de typische patronen in de activiteit van de hersenen besproken, gevolgd door de effectiviteit van neurofeedback.

Het succes van neurofeedback nu en in de toekomst is afhankelijk van een aantal kwaliteitsaspecten van de behandelaar, de apparatuur en software en het kwaliteitssysteem van de instelling die neurofeedback aanbiedt. Als patiënt is het belangrijk om te weten hoe een goede neurofeedbackpraktijk zou moeten werken. Hoofdstuk 3 beschrijft daarom de kwaliteitszorg bij neurofeedback.

Op basis van kennis van de huidige ontwikkelingen in de wetenschap is het mogelijk om een blik te werpen in de toekomst van neurofeedback. In hoofdstuk 4 staan een aantal ontwikkelingen van neurofeedback centraal die wellicht in de toekomst hun intrede doen in de praktijk.

Het boek schept in bovenstaande hoofdstukken duidelijkheid in de vaak complexe wereld van neurofeedback. Na het lezen van het boek zijn de achtergronden en effecten van neurofeedback hopelijk een stuk duidelijker en kan een betere keuze worden gemaakt voor deze nieuwe en veel belovende behandeltechniek.

1. Achtergrond van neurofeedback

Eind jaren zestig van de vorige eeuw kwam een Amerikaanse onderzoeker, Dr. Sherman, op het idee om katten te leren hun eigen hersenactiviteit te trainen. Hij plaatste hiervoor elektrodes direct op de hersenen (onder de schedel) in een gebied waar motoriek wordt geregeld. Dit gebied wordt in medische termen de motorische schors genoemd en ligt boven op het hoofd, op de denkbeeldige lijn tussen de oren. Dr. Sherman zag dat de motorische gebieden varieerden in activiteit, van heel actief tot heel inactief. Deze activiteit was te zien als een mix van allerlei hersengolven. De elektrodes registreerden deze golven van het motorische gebied en de katten kregen positieve feedback op het moment dat deze golven boven een bepaalde drempel kwamen. De katten kregen dus een beloning als de activiteit van de motorische gebieden op een bepaalde manier veranderde. Het bleek dat de katten hun hersenen inderdaad via feedback konden trainen en dit was dan ook de eerste studie die aantoonde dat beïnvloeding van hersenactiviteit via feedback mogelijk is. Dit was een bijzonder resultaat, maar bleef in eerste instantie onopgemerkt binnen de wetenschappelijke en medische wereld. Deze katten waren echter vervolgens onderdeel van een andere studie waarbij het effect van bepaalde medicatie bij epilepsie werd onderzocht bij een grotere groep katten. Hiervoor werd een epileptische aanval bij de katten uitgelokt en werd bekeken op welke manier medicatie deze aanval kon voorkomen of verminderen. De onderzoekers van deze tweede studie waren verbaasd toen een aantal katten geen aanval kreeg, terwijl ze nog geen medicatie hadden gekregen. De onderzoekers hebben toen onderzocht wat de oorzaak hiervan was en het bleek dat de katten waarbij niet of moeilijker een aanval kon worden uitgelokt eerder hadden meegedaan met het onderzoek van Dr. Sherman. Hieruit concludeerden de onderzoekers dat de feedbacktraining deze katten minder gevoelig voor epileptische aanvallen had gemaakt.

De methodiek die Dr. Sherman gebruikte, waarbij leerprocessen optreden door positieve en negatieve feedback, wordt in de psychologie *operante conditionering* genoemd. Aangezien de methode gebruik maakte van feedback van zenuwcellen, ook wel neuronen genoemd, werd de techniek van feedback geven van hersenactiviteit *neurofeedback* genoemd.

Dit was de aanleiding voor de ontwikkeling van neurofeedback bij mensen. Dr. Sherman heeft vervolgens neurofeedbacktraining toegepast bij personen met epilepsie, waarbij aanvallen inderdaad minder werden. Hij voerde dit onderzoek uit met elektrodes die op het hoofd werden geplakt boven de motorische gebieden, en niet direct op de hersenen zoals bij de katten. De behandeling was verder wel hetzelfde: de personen kregen positieve feedback zodra bepaalde golven verhoogd waren, en negatieve feedback zodra deze golven verlaagd waren. De golven die voor deze eerste vorm van neurofeedback gebruikt werden, worden SensoMotorisch Ritme genoemd, afgekort SMR. Er zouden nog vele studies volgen die het effect van SMR-training verder onderbouwden voor epilepsie en diverse andere ziektebeelden, zoals ADHD.

Het brein produceert echter nog meer golven dan alleen SMR, en onderzoekers en therapeuten hebben sinds de SMR-studies ook nog andere neurofeedbackmethodes onderzocht waarbij allerlei golven via operante conditionering worden getraind. De basis van al deze methodes vormt de meting van hersenactiviteit, de EEG-meting. Om het effect van deze methodes te kunnen beoordelen is kennis van de techniek van de EEG-meting en neurofeedbackbehandeling noodzakelijk.

Techniek van neurofeedback

Neurofeedback is het trainen van hersengolven via feedback van deze golven. De patiënt ziet wanneer de hersenen minder goed geactiveerd zijn in de vorm van negatieve feedback en krijgt positieve feedback op momenten dat de hersenen goed geactiveerd zijn. De feedback is meestal een animatie op een beeldscherm die beter verloopt bij positieve feedback en slechter verloopt bij negatieve feedback. Dit alles betekent dat de hersengolven eerst moeten worden gemeten en dan pas kunnen worden getoond aan de patiënt. De basis van neurofeedback is daarom de hersenmeting, meestal EEG-meting genoemd. EEG staat voor ElektroEncefaloGrafie wat letterlijk het optekenen van elektrische activiteit van de hersenen betekent (vroeger gebeurde dit ook daadwerkelijk met een pen die op en neer over een strook papier bewoog, bij huidige apparaten gebeurt dit allemaal digitaal). Dit is ook precies wat de EEG-meting doet: het meten van de activiteit van de talloze zenuwcellen van de hersenen.

De hersenen bestaan uit miljarden zenuwcellen die met elkaar communiceren via stroompjes. Al deze stroompjes samen vormen elektrische signalen die zelfs aan de buitenkant van het hoofd gemeten kunnen worden. Met behulp van gevoelige EEG-apparatuur en software kunnen deze stroompjes gemeten worden en zichtbaar worden gemaakt op de PC. De signalen die de apparatuur oppikt via elektrodes op het hoofd worden echter vertroebeld door onder andere de schedel en de huid. Hierdoor geven EEG-metingen vooral globale informatie over de toestand van de hersenen. Het blijkt echter dat deze globale informatie vaak voldoende is om afwijkingen in het EEG-signaal te zien, zoals bij epilepsie.

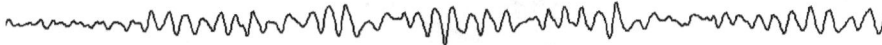

Figuur: een EEG-signaal. Bovenstaand signaal is gemeten bij een persoon die de ogen gesloten heeft. De elektrode was geplakt boven een gebied dat beelden verwerkt, aan de achterzijde van het hoofd. Het signaal duurt 5 seconden en bestaat uit verschillende soorten golven. Sommige golven zijn klein en onregelmatig, andere zijn groter en regelmatiger. Op iedere plaats boven op het hoofd kunnen signalen worden gemeten die iets zeggen over de activiteit van de hersenen.

Andere meetmethodes zoals MRI (Magnetic Resonance Imaging) kunnen veel beter kleine anatomische veranderingen of veranderingen in de doorbloeding in heel kleine gebieden meten. EEG is hier minder geschikt voor maar geeft wel een beter beeld van veranderingen van de activiteit van hersenen. Het meten van deze veranderingen is ook belangrijk voor neurofeedback, waarbij de patiënt zo nauwkeurig mogelijk veranderingen in de activiteit dient te zien. Voor het computertijdperk waren we vooral afhankelijk van het bekijken van signalen om afwijkingen te detecteren, maar sinds de computers de signalen uit de hersenen kunnen analyseren is het mogelijk om van meer ziektebeelden afwijkende signalen uit de hersenen waar te nemen.

Deze nieuwe technieken, waarbij de EEG-signalen niet alleen bekeken worden maar waarbij ook gerekend wordt met de signalen, worden onder de noemer *kwantitatief EEG* samengevat. De meest gebruikte afkorting hiervoor is QEEG, van het Engelse woord Quantitative EEG. Bij een QEEG-meting wordt het aandeel van allerlei golven in de hersensignalen berekend. Bij een normale EEG-meting zijn deze golven vaak wel zichtbaar, maar blijft het bij een interpretatie van het signaal zelf zonder te rekenen. Uit veel studies blijkt dat QEEG nauwkeuriger is dan het bekijken van EEG-signalen voor het detecteren van afwijkende activiteit van diverse ziektebeelden.

Intermezzo: neurofeedback in een notendop

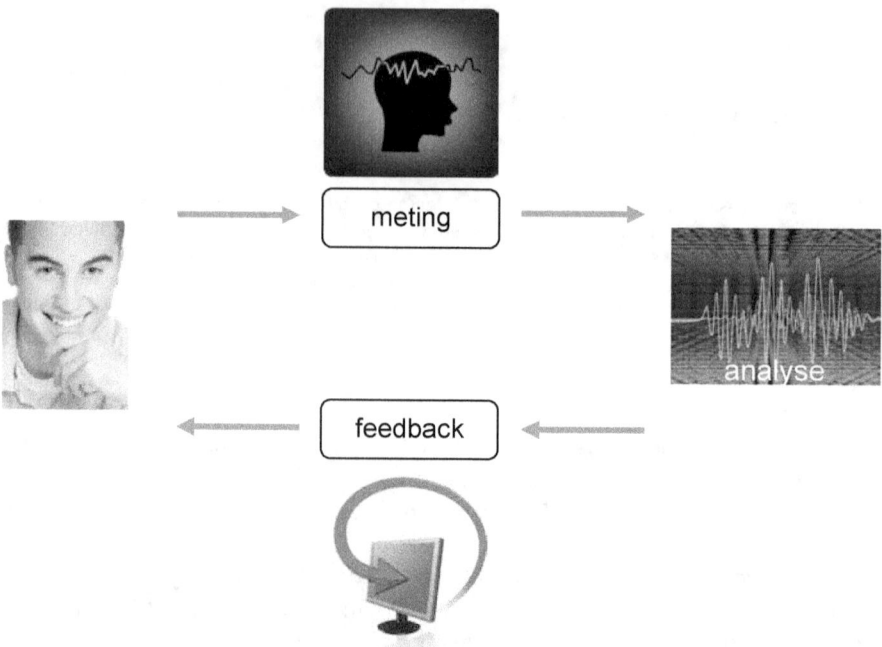

De patiënt wordt aangesloten aan apparatuur waarmee hersengolven worden gemeten ("meting"). Zodra de golven zijn gemeten, voert software berekeningen uit om de hoogte van alle golven te berekenen ("analyse"). Daarna worden de golven die getraind dienen te worden via een beeldscherm aan de patiënt getoond ("feedback"). De feedback kan variëren van een balk die van hoogte verandert tot animaties waar bijvoorbeeld een auto beweegt op basis van de hoogte van hersengolven. Het duurt slechts een fractie van een seconde om een meting uit te voeren en de hersengolven via feedback te visualiseren. Hierdoor ziet de patiënt de activiteit van de hersenen vrijwel real-time, waardoor een leerproces mogelijk is. Als een hersengolf bijvoorbeeld op een bepaald moment te veel aanwezig is, ziet de patiënt dat onmiddellijk als negatieve feedback op het beeldscherm. Zodra de hersengolf weer normale waardes heeft, verloopt de animatie beter en krijgt de patiënt positieve feedback. De behandelaar stelt zelf de grenswaardes van de feedback in. Zodra de patiënt leert om bepaalde golven positief te beïnvloeden, zal de behandelaar de grenzen bijstellen om zo de feedback iets moeilijker te maken. De therapie wordt dus steeds iets moeilijker.

Neurofeedback is mogelijk omdat de activiteit van de hersenen nooit constant is, maar continu varieert. Momenten van hoge activiteit worden afgewisseld met momenten van lagere activiteit. Allerlei hersengolven zijn steeds in andere verhoudingen aanwezig in de hersenen. De patiënt leert via neurofeedback welke momenten van hersenactiviteit gewenst zijn en welke niet. Door de positieve en negatieve feedback treden momenten van goede activiteit steeds vaker op, terwijl momenten van slechtere activiteit steeds minder voorkomen. Neurofeedback leidt uiteindelijk tot een andere verhouding van hersengolven, die gunstig is voor allerlei processen in de hersenen zoals aandacht, geheugen en het verminderen van klachten. Neurofeedback werkt bij zowel volwassenen als bij kinderen, waarbij ongeveer 80% van de mensen baat heeft bij de therapie. Voorwaarden voor een succesvolle therapie zijn een goed begrip van de opdracht (wanneer verloopt de animatie goed of slecht) en het kunnen stilzitten gedurende een aantal minuten. Dit betekent dat de therapie voor jonge kinderen (jonger dan 5-6 jaar) vaak niet geschikt is. Ook bij patiënten met verminderde cognitieve vermogens, zoals in gevorderde stadia bij dementie, is het begrip van de feedback vaak te laag om een succesvolle therapie uit te voeren. Er zijn geen bijwerkingen bekend van de therapie. Wel komt het vooral tijdens de eerste behandelingen voor dat patiënten moe zijn na de behandeling. Dit heeft vooral te maken met het feit dat de patiënt zich gedurende een half uur dient te concentreren op de feedback. Meestal wordt dan ook begonnen met rondes feedback van 1 of meerdere minuten. Tussen de rondes heeft de patiënt kort pauze. Zodra de behandeling effectief is, wordt de rondeduur aangepast.

Neurofeedback heeft als therapie een aantal grote voordelen boven andere therapieën:

1) Het is gebaseerd op leerprocessen, waardoor verbeteringen behouden blijven en niet verloren gaan na het beëindigen van de therapie

2) Het leidt tot algemene verbeteringen van onder andere aandacht die automatisch bij allerlei dagelijkse taken worden ingezet

3) Het is niet pijnlijk

4) Er zijn geen bijwerkingen bekend

5) Door de animaties vinden zowel kinderen als volwassenen de therapie leuk om te doen

6) De voortgang van de behandeling kan goed worden gevolgd, waardoor geen onnodige behandelingen hoeven te worden uitgevoerd

QEEG als basis voor neurofeedback

Bij een QEEG-meting wordt het aandeel van verschillende hersengolven in het EEG berekend. Dit kan door de ontwikkelingen van nieuwe processoren in PC's momenteel heel snel gebeuren, waardoor tijdens de meting vrijwel direct het aandeel van de verschillende golven zichtbaar gemaakt kan worden. Dus terwijl een patiënt wordt gemeten met elektrodes op het hoofd, kan hij direct het resultaat van de meting bekijken. Dit is de basis van neurofeedback: het kijken naar de eigen hersengolven.

Hersengolven

Al sinds de ontdekking van het EEG in de jaren twintig van de vorige eeuw is bekend dat de zenuwcellen in de hersenen met elkaar communiceren met verschillende soorten hersengolven. Deze golven worden onderverdeeld op basis van de snelheid waarmee ze voorkomen, wat frequentie wordt genoemd. Langzame golven komen bijvoorbeeld maar 1 tot 4 keer voor per seconde en worden deltagolven genoemd. Deze deltagolven zijn vooral bekend als slaapgolven. Tijdens bepaalde fases van de slaap zijn deze golven duidelijk aanwezig. Bij gezonde personen is het aandeel deltagolven in de hersenactiviteit in wakkere toestand zeer beperkt. Andere golven die samen met de deltagolven behoren tot de langzame golven zijn de thetagolven. Deze komen 4 tot 8 keer per seconde voor. Bij gezonde personen zijn deze golven een teken van mindere activiteit van bepaalde hersengebieden, wat bijvoorbeeld kan samenhangen met moeheid. De bekendste golven van het EEG zijn de alfagolven. Dit zijn regelmatige golven die bij de meeste mensen goed zichtbaar zijn boven gebieden achter op het hoofd zodra de ogen gesloten worden. Alfagolven komen 8 tot 12 keer voor per seconde (gemiddeld 10 keer) en zijn meestal gemakkelijk herkenbaar.

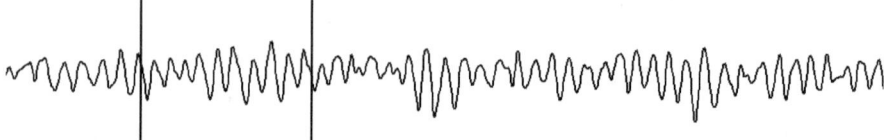

Figuur: alfagolven in het EEG-signaal. De hersenactiviteit in deze meting bevat veel alfagolven. Alfagolven komen meestal 10 keer per seconde voor en zijn regelmatig. De tijd tussen de twee verticale strepen is 1 seconde. De hersengolven gaan precies 10 keer op en neer binnen deze seconde en worden daarom alfagolven genoemd. In het signaal is te zien dat alfagolven niet altijd even hoog zijn, maar dat ze hoger en lager worden gedurende de tijd.

Als alfagolven zichtbaar zijn boven een bepaald hersengebied betekent dit dat de activiteit van dit gebied tijdelijk geremd wordt. In sommige hersengebieden hebben alfagolven een aparte vorm waardoor ze soms een andere naam hebben. Een voorbeeld hiervan zijn de mu-golven die alleen bij gebieden voorkomen die verantwoordelijk zijn voor bewegingen (motorische gebieden). Ze zijn even snel en regelmatig als alfagolven maar zien er iets anders uit. Mu-golven blijken goed te reageren op neurofeedback. Zo goed zelfs dat ze worden gebruikt voor het aansturen van computerprogramma's (Brain Computer Interfaces), waarbij mensen leren hun mu-golven te controleren en daarmee functies op een PC te bedienen.

Alfagolven vormen de scheiding tussen de langzame golven (delta en theta) en de snelle golven. Tot de snelle golven behoren de bètagolven, die tussen de 12 en 32 keer per seconde kunnen voorkomen. Bètagolven komen voor in hersengebieden die actief met het uitvoeren van taken bezig zijn. Als hersengebieden erg actief zijn en veel informatie moeten verwerken, zijn vooral snellere bètagolven zichtbaar in het EEG. Daarom wordt wel eens onderscheid gemaakt tussen bèta1- (12-20 keer per seconde) en bèta2-golven (20-32 keer per seconde). Het eerder genoemde sensomotorisch ritme (SMR) is een speciale vorm van bètagolven die alleen boven de motorische gebieden worden waargenomen. Er bestaan nog snellere golven in de hersenen, die meestal met gammagolven worden aangeduid. Gammagolven komen vaker dan 32 keer per seconde voor en hebben meestal een frequentie van ongeveer 40 keer per seconde. Steeds meer studies laten zien dat gammagolven belangrijk zijn voor de communicatie tussen verschillende hersengebieden.

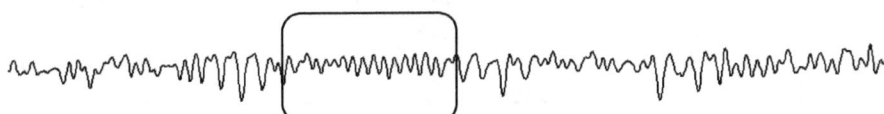

Figuur: een mengelmoes van hersengolven. In het signaal zijn grote golven zichtbaar die breder zijn maar ook kleine snellere golven. De golven binnen het kader zijn bètagolven.

Berekenen van hersengolven in een QEEG-meting

Al deze golven zijn in meer of mindere mate zichtbaar in metingen van de activiteit van de hersenen. Uit talloze onderzoeken blijkt dat, alhoewel de hersenactiviteit kan verschillen, altijd activiteit zichtbaar is. Zelfs als een persoon helemaal niets doet, de ogen gesloten heeft en aan niets probeert te denken, zijn de hersenen zeer actief. Deze rustactiviteit blijkt zelfs heel belangrijk te zijn voor het bepalen van de gezondheidstoestand van de hersenen. Uit diverse studies blijkt dat bepaalde ziektebeelden gepaard gaan met veranderde rustactiviteit van de hersenen. Dit is een bijzonder gegeven: rustactiviteit van de hersenen is dus een soort vingerafdruk voor bepaalde klachten en ziektebeelden. In een neurofeedbackpraktijk wordt daarom de hersenactiviteit meestal gemeten tijdens rustcondities, waarbij de patiënt ontspannen in een stoel zit. Sommige ziektebeelden kunnen nog beter worden herkend door de activiteit van de hersenen ook te meten tijdens bepaalde taken, zoals aandachtstaken of motorische taken. Daarom bestaat een QEEG-meting meestal uit een voormeting in rust, met de ogen gesloten en geopend, en een meting tijdens één of meerdere taken. De uitkomsten van QEEG-metingen worden een QEEG-profiel genoemd. Er zijn de afgelopen jaren al veel studies uitgevoerd die de samenhang tussen QEEG-profielen en ziektebeelden hebben onderzocht. Aangezien QEEG de basis voor neurofeedback is, vormen deze QEEG-profielen van ziektebeelden ook de basis voor behandelprotocollen van neurofeedback.

QEEG-profielen

De uitkomst van een hersenmeting bestaat dus uit een hersensignaal (EEG) en een QEEG-profiel. In het QEEG-profiel worden de golven van het EEG getoond als balken, waarbij de hoogte van de balk het aandeel van de golf tijdens de meting voorstelt. De balken laten alle golven zien, van de langzame delta golven helemaal links tot de snelle bèta- en gammagolven helemaal rechts. Door het kijken naar zo'n profiel is dus meteen een goede indruk te verkrijgen van de activiteit van de hersenen op een bepaalde plek op het hoofd: hoe hoger de balken links, hoe lager de activiteit, hoe hoger de balken rechts, hoe hoger de activiteit van de hersenen. Voor iedere plaats op het hoofd waar wordt gemeten wordt een QEEG-profiel berekend. Het aantal QEEG-profielen is dus afhankelijk van het aantal elektrodes dat wordt geplaatst. Als bijvoorbeeld tijdens een meting twee elektrodes op het voorhoofd en twee elektrodes centraal op het hoofd worden geplaatst, dan worden automatisch 4 QEEG-profielen berekend voor deze meting. De therapeut kan op deze manier bekijken op welke plek op het hoofd het profiel afwijkend is. Van veel ziektebeelden is bekend dat afwijkende QEEG-profielen te zien zijn tijdens een meting op bepaalde plekken op het hoofd. De neurofeedbacktherapeut moet dan tijdens een voormeting goed weten welke plekken op het hoofd hij dient te meten. Gelukkig bestaan er internationale afspraken over het bepalen van meetplaatsen op het hoofd, zodat de therapeut precies weet op welke plaatsen op het hoofd elektrodes geplaatst moeten worden.

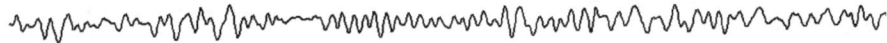

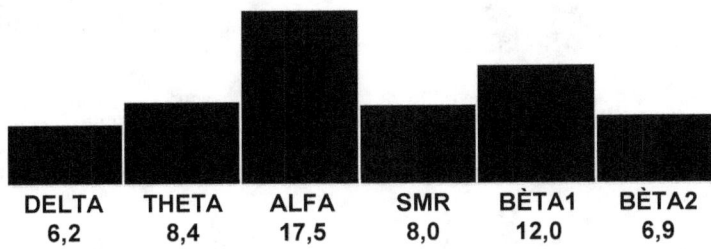

DELTA	THETA	ALFA	SMR	BÈTA1	BÈTA2
6,2	8,4	17,5	8,0	12,0	6,9

Figuur: Een EEG-signaal met bijbehorend QEEG-profiel. Het bovenste signaal is gemeten boven de motorische gebieden van de hersenen. De persoon was hierbij in rust met de ogen geopend. Er zijn in dit 5 seconden durende signaal allerlei golven zichtbaar. Software kan het QEEG-profiel hiervan berekenen en laten zien, wat onder het signaal zichtbaar is als 6 balken. Uit de berekening blijkt dat alfagolven het grootste aandeel hebben in deze meting, gevolgd door bèta1-golven. De getallen onder de balken geven de hoogte weer van de balken en de bijbehorende hersengolven. Hoe groter het getal, hoe meer de golf aanwezig was in de meting.

Meting met elektrodes

Uit het voorafgaande blijkt dat een neurofeedbackbehandeling eigenlijk een EEG-meting is waarbij de patiënt leert om hersengolven te beïnvloeden. Het is ook noodzakelijk om, voor met de behandeling te beginnen, eerst te onderzoeken of de activiteit van de hersenen afwijkend is, en zo ja, op welke plek op het hoofd deze afwijkend is. Meestal worden de neurofeedbackbehandeling en de QEEG-meting met dezelfde apparatuur uitgevoerd. Deze apparatuur dient medisch veilig te zijn en aan allerlei andere eisen te voldoen (zie hoofdstuk 3, kwaliteitszorg bij neurofeedback). Om hersenactiviteit te meten worden eerst elektrodes op het hoofd geplaatst. Bij de QEEG-meting worden meerdere elektrodes geplaatst, bij neurofeedback meestal maar 2 of 3.

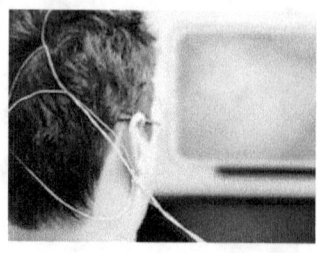 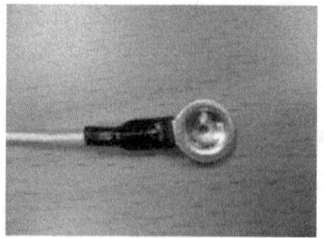

Foto: elektrodes voor hersenmetingen. Op de linker foto zijn voor een neurofeedbacksessie elektrodes geplakt op het hoofd. De locaties zijn bepaald door afstanden op het hoofd te meten. Als meer elektrodes geplakt moeten worden, wordt soms gebruik gemaakt van een elektrodecap, waarin de locaties van de elektrodes al verwerkt zijn. Op de rechter foto is een elektrode te zien.

De plaatsing van de elektrodes wordt gedaan op basis van relatieve afstanden op het hoofd. De centrale elektrode ligt bijvoorbeeld op het kruispunt van de denkbeeldige lijn tussen de oren en de denkbeeldige lijn die loopt van de neus tot aan het onderste punt van het achterhoofd. Alle andere elektrodes worden geplaatst door percentages te nemen van deze twee lijnen. Hierdoor kunnen de plaatsen op het hoofd ook tussen patiënten vergeleken worden en weet de therapeut van welke hersengebieden de activiteit wordt gemeten.

Voor de plaatsing van de elektrodes wordt het hoofd bij QEEG en neurofeedback ingedeeld in verschillende gebieden: de frontale gebieden aan de voorzijde van het hoofd, de centrale gebieden midden op het hoofd, de temporale gebieden aan de zijkant van het hoofd, de pariëtale gebieden aan de boven-achterzijde van het hoofd en de occipitale gebieden aan de achterzijde van het hoofd. In deze gebieden worden diverse soorten informatie verwerkt waardoor bepaalde ziektes ook afwijkingen in bepaalde gebieden laten zien. Met EEG-metingen wordt vooral de activiteit van de buitenste gebieden van de hersenen gemeten. Deze gebieden worden aangeduid met de term schors of cortex.

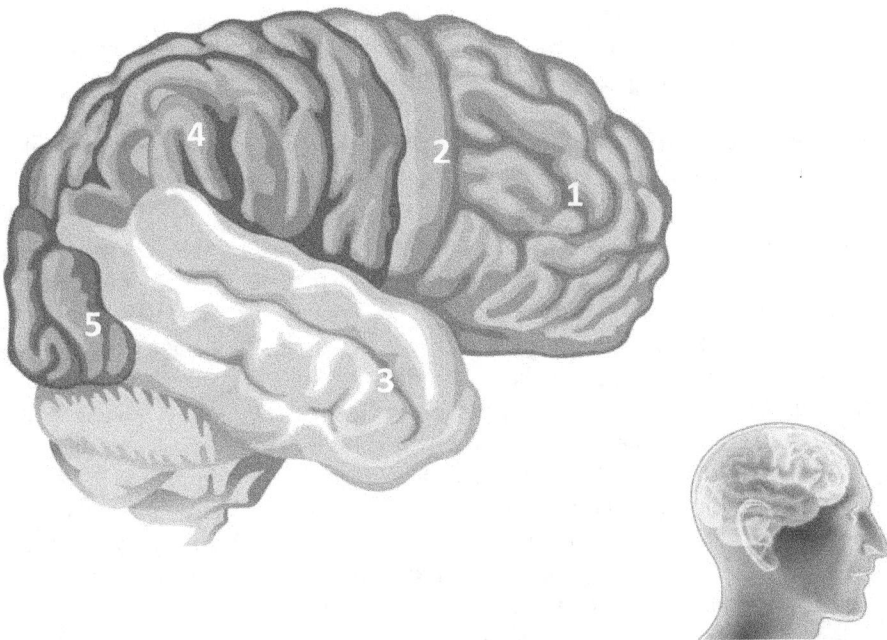

Figuur: de indeling van de hersenen. Dit figuur is een zijaanzicht van de rechter hersenhelft. De voorste gebieden worden frontale schors genoemd (nr. 1). De motorische gebieden liggen hier achter (nr. 2) en bevinden zich op de denkbeeldige lijn tussen de oren. De temporale gebieden liggen onder de motorische gebieden (nr. 3), terwijl de pariëtale gebieden meer naar achteren gelokaliseerd zijn (nr. 4). De gebieden voor het verwerken van beelden liggen helemaal achteraan (nr. 5) in de occipitale schors. In het rechter plaatje is de ligging van de verschillende gebieden ten opzichte van de anatomie van het hoofd zichtbaar.

De frontale gebieden zijn vooral belangrijk voor aandacht, planning en het bewust onderdrukken van andere processen. Veranderingen in de frontale gebieden kunnen daarom resulteren in aandachtsproblemen, problemen met planning en organisatie, en verminderde impulscontrole (impulsief en ontremd gedrag). In de centrale gebieden wordt vooral informatie verwerkt van de sensoriek en motoriek. Deze sensoriek heeft betrekking op het gevoel uit spieren, pezen en gewrichten. Motoriek bestaat uit het aansturen van spieren en het uitvoeren van bewegingen. De temporale gebieden vervullen een belangrijke rol bij taal en de waarneming van geluiden, terwijl in de pariëtale gebieden informatie uit allerlei bronnen samen wordt gevoegd (bijvoorbeeld geluiden met beelden). De occipitale gebieden tenslotte verwerken beelden die via de ogen binnenkomen. Natuurlijk hebben al deze gebieden veel meer functies dan die hier zijn genoemd. Bovendien laten wetenschappelijke studies steeds meer zien dat de activiteit van deze en andere gebieden sterk met elkaar samenhangt. Zo kunnen afwijkingen die dieper in de hersenen voorkomen en dus niet gemeten worden met EEG toch zorgen voor veranderingen aan de buitenkant van de hersenen door de vele verbindingen die tussen de gebieden bestaan. Ook kunnen gebieden functies van elkaar overnemen als er schade is ontstaan, zoals na een beroerte. Dit alles betekent dat hoewel specifieke functies te vinden zijn in bepaalde gebieden, de activiteit van al die gebieden afhankelijk is van andere gebieden en de hersenen als geheel. In hoofdstuk twee wordt het verband tussen ziektes en gebieden in de hersenen gelegd.

Tijdens een QEEG-meting wordt dus eerst bepaald welke gebieden gemeten dienen te worden. Deze plaatsen worden bepaald met behulp van een mutsje waar de meetplaatsen al opstaan of de behandelaar meet de plaatsen zelf met behulp van meetlint. Op deze gebieden plaatst de behandelaar vervolgens elektrodes om de hersenactiviteit te kunnen meten. Ook wordt er meestal gebruik gemaakt van een zogenaamde referentie-elektrode en grondelektrode (ground in het Engels) die zorgen voor een goede ruisvrije meting. Deze kunnen op diverse plekken worden geplaatst zoals bovenop het hoofd of aan de oorlellen. De hersensignalen die gemeten worden, zijn zeer klein omdat ze door de schedel en de huid moeten komen. Om toch signalen van goede kwaliteit te meten moet de huid waar de elektrodes komen, worden schoongemaakt. Dit gebeurt meestal met speciaal voor EEG ontwikkelde scrubgel. Vervolgens worden de elektrodes gevuld met een geleidende gel die de elektrodes op de huid laat plakken en die de elektrische signalen van de hersenen doorgeeft aan de elektrodes. De behandelaar kan via een meting bekijken of de elektrodes goed zijn aangesloten. Indien dit niet het geval is, moet de huid weer worden schoongemaakt en de elektrodes opnieuw worden geplakt. Vroeger was het plakken van elektrodes niet zo prettig voor de patiënt omdat de huid echt schoon gekrast moest worden. De nieuwe apparatuur is echter zo veel verbeterd dat dit niet meer noodzakelijk is, zodat het aanbrengen van de elektrodes pijnloos is.

De elektrodes worden via een kastje verbonden met een PC of laptop zodat de EEG-signalen met de computer kunnen worden gemeten en bewerkt. Het goed aansluiten van de elektrodes op de juiste plekken op het hoofd is belangrijk voor iedere intake en behandeling.

De intake

Een neurofeedbackbehandeling kan niet zomaar worden gestart. De behandelaar zal altijd eerst een uitgebreide intake uitvoeren. Het doel van de intake is het duidelijk in beeld krijgen van de klachten van de patiënt en het bepalen of neurofeedback zinvol is. De klachten worden door de behandelaar in kaart gebracht tijdens een vraaggesprek, ook wel anamnese genoemd. Op basis van de anamnese wordt vervolgens gekozen voor bepaalde vragenlijsten waarmee de klachten van de patiënt kunnen worden vastgelegd. Niet alle vragenlijsten kunnen hiervoor worden gebruikt; alleen vragenlijsten die goed zijn onderzocht en gepubliceerd in wetenschappelijke studies zijn geschikt. Er kunnen verschillende vragenlijsten worden gebruikt. Sommige zijn bedoeld om het algemeen welbevinden van de patiënt in kaart te brengen (ook wel kwaliteit van leven genoemd), andere hebben veel meer betrekking op specifieke klachten. Ook kunnen bepaalde vragenlijsten gebruikt worden om behandeleffecten te meten. Deze lijsten worden dan voor, tijdens en na een behandeltraject afgenomen.

Na het vraaggesprek en de vragenlijsten wordt een QEEG-meting uitgevoerd. Op basis van de uitkomsten van het gesprek en de lijsten kiest de therapeut voor een of meerdere metingen (in rust, tijdens taken, etc.) en voor plekken op het hoofd waar de elektrodes komen. Na de QEEG-meting vergelijkt de behandelaar de QEEG-profielen met de klachten van de patiënt. Dit is een heel belangrijke stap in het behandeltraject: om met neurofeedback te kunnen starten moeten de klachten van de patiënt overeenkomen met een afwijkend QEEG-profiel. Indien een patiënt klachten heeft zonder dat het QEEG-profiel afwijkend is, dan is neurofeedback wellicht niet zinvol. De behandelaar dient dus goed op de hoogte te zijn van wetenschappelijke publicaties waarin de samenhang tussen klachten en QEEG-profielen wordt beschreven. Indien de klachten van de patiënt ook zichtbaar zijn als afwijkende QEEG-profielen tijdens de intake, dan is dit de basis voor verdere neurofeedbackbehandelingen.

Het is dus niet zinvol om met neurofeedback te beginnen zonder eerst een intake uit te voeren waarin zowel de klachten als het QEEG worden gemeten. Alle parameters voor neurofeedback worden bepaald op basis van de uitkomsten van de QEEG-meting en de rest van de intake. Dit wordt in het Engels *QEEG-guided neurofeedback* genoemd en wordt gezien als de beste methode om neurofeedback in te stellen en uit te voeren. QEEG-guided neurofeedback is hetzelfde principe als bij veel andere behandelingen, waar de behandeling is gebaseerd op metingen van klachten en van lichaamssignalen. Bloeddrukverlagende tabletten worden bijvoorbeeld alleen gegeven nadat de bloeddruk is gemeten en gebleken is dat deze ook daadwerkelijk is verhoogd. Als een patiënt vervolgens de tabletten een bepaalde tijd heeft genomen dan zal een nieuwe bloeddrukmeting laten zien of de tabletten hun werk goed hebben gedaan. Dit is bij neurofeedback precies hetzelfde: na een aantal neurofeedbackbehandelingen zal wederom zowel het QEEG als de vragenlijsten worden afgenomen om de effecten te meten.

De behandeling

Als een patiënt met bepaalde klachten ook een afwijkend QEEG heeft, dan kan worden gestart met neurofeedback. Het begin is hetzelfde als bij de QEEG-meting tijdens de intake, alleen worden minder elektrodes geplakt. Meestal worden 1 of 2 referentie- en grondelektrodes geplakt, net als bij de QEEG-meting, en één elektrode geplakt op de plaats op het hoofd waar behandeld zal worden. Als een patiënt bijvoorbeeld een beroerte heeft gehad aan de linkerkant van het hoofd en op deze plaats ook de meest afwijkende QEEG-profielen worden gemeten, dan zal dit ook de behandellocatie worden. Neurofeedback bestaat nu uit het laten zien van de afwijkende golven uit het QEEG aan de patiënt. Dit gaat meestal in de vorm van een animatie, waarbij de animatie beter verloopt naarmate de afwijkende golf ook verbetert. De patiënt ziet dus real-time de activiteit van zijn eigen hersenen. Omdat de hersenen continu actief zijn en deze activiteit zelfs in rust steeds verandert, ziet de patiënt deze animatie ook de hele tijd veranderen. De behandelaar heeft de software zo ingesteld dat zodra de hersenen beter worden geactiveerd, de animatie beter verloopt. De patiënt dient zich te verheugen zodra de animatie beter verloopt en de hersenen dus beter functioneren. Hierdoor wordt een leerproces gestart waarbij de hersenen zelf leren om beter geactiveerd te zijn.

Betere activiteit betekent niet altijd meer activiteit, zoals duidelijk zal worden bij de beschrijving van de effecten van neurofeedback bij bepaalde klachten en ziektes. Bij sommige klachten, zoals stress, zijn de hersenen zeer actief (wat te zien is als veel snelle golven zoals bètagolven) en krijgt de patiënt dus positieve feedback zodra de activiteit afneemt. Bij andere klachten, zoals extreme moeheid, zijn de hersenen minder actief wat te zien is als een teveel aan langzame golven (zoals thetagolven). Vaak wordt gedacht dat de patiënt bij neurofeedback de animatie op de computer zelf bewust aanstuurt. Dit is, zeker in het begin, niet het geval. De patiënt ziet de eigen activiteit en wordt beloond op het moment deze activiteit beter is. Het feit dat de animatie de hele tijd beweegt, heeft te maken met het feit dat de rustactiviteit van de hersenen ook de hele tijd varieert. Pas na vele trainingen kan een patiënt de activiteit bewust beïnvloeden, een fenomeen dat wordt gebruikt voor Brain Computer Interfaces (zie hoofdstuk 4). De hersenactiviteit verandert echter wel al zodra er getraind wordt met neurofeedback. Onderzoek heeft aangetoond dat al na 30 minuten feedback de activiteit van de hersenen verandert en dat dit niet te maken heeft met placebo-effecten (nepeffecten die niet te maken hebben met de therapie maar veel meer met verwachtingen van de patiënt zelf). Dit heeft te maken met het feit dat, alhoewel de patiënt zijn hersenen niet bewust kan sturen, toch een leerproces plaatsvindt door neurofeedback. Dit lijkt heel bijzonder: de patiënt weet niet wat hij doet en toch lijkt hij de hersenactiviteit te beïnvloeden. Heel veel leerprocessen vinden op deze manier plaats: er wordt geleerd op basis van *knowledge of result* (kennis van het resultaat), wat betekent dat de persoon die iets leert dit doet door feedback te krijgen van het resultaat, maar niet precies weet hoe hij dit doet. Een bekend voorbeeld is het leren fietsen van een kind. Het kind leert fietsen omdat de hersenen positieve feedback krijgen zodra het kind rechtop op de fiets blijft zitten. Het kind is zich echter niet bewust van alle activiteit uit de spieren, gewrichten en evenwichtsorgaan en weet dus niet hoe het dit doet. Het rechtop blijven zitten is dus positieve feedback voor de hersenen. Hoe vaker dit voorkomt, hoe meer succesgevoel voor het kind. Zodra het kind positieve feedback krijgt door recht te blijven zitten op de fiets worden in de hersenen stoffen aangemaakt die ervoor zorgen dat deze ervaring wordt vastgelegd. Ook bij neurofeedback is het succesgevoel de basis voor het leren. De patiënt ziet wanneer de hersenen beter functioneren door positieve feedback. Door zich steeds te verheugen als de animatie beter verloopt, leren de hersenen de toestanden van betere activiteit vast te houden. Hoe vaker neurofeedback wordt uitgevoerd, hoe beter de veranderingen in de hersenen worden vastgelegd. Het effect van neurofeedback is echter niet alleen zichtbaar als veranderde hersenactiviteit, maar ook als betere prestaties van de hersenen en minder klachten. Als patiënten met behulp van neurofeedback hun hersenen hebben getraind, dan is de activiteit van de hersenen niet alleen veranderd tijdens een neurofeedbacksessie maar ook in andere situaties. Dit betekent dat een patiënt zich niet steeds een neurofeedbackanimatie moet voorstellen om de hersens beter te laten functioneren, maar dat zelfs de rustactiviteit van de hersenen veranderd is. De veranderingen zijn door het leerproces vastgelegd in de hersenen. Dit betekent ook dat de effecten langdurig zijn, zoals bij ieder leerproces dat grondig wordt doorlopen. Een kind dat op vroege leeftijd geleerd heeft te fietsen zal dit niet meer verleren, zelfs als het een aantal jaren niet heeft gefietst.

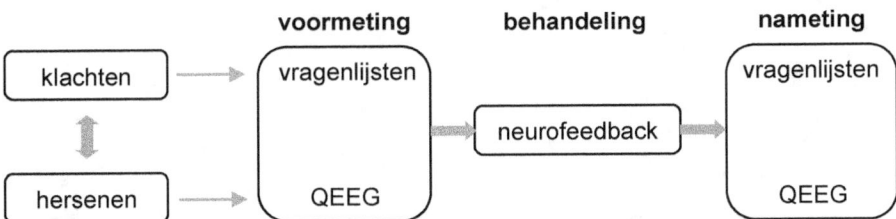

Figuur: overzicht van de samenhang tussen voormeting, behandeling en nameting. Een patiënt meldt zich in de praktijk met bepaalde klachten. In de voormeting worden de klachten in kaart gebracht met behulp van vragenlijsten. De activiteit van de hersenen wordt gemeten met een QEEG-meting. Indien de klachten overeenkomen met het gemeten QEEG-profiel, wordt gestart met neurofeedback. Aan het eind van het behandeltraject worden weer de klachten met vragenlijsten en de hersenactiviteit met QEEG gemeten.

Vaak wordt gedacht dat neurofeedback dezelfde effecten heeft als het spelen van een normaal computerspel. Er bestaat een ruim aanbod aan spellen waarmee het brein getraind kan worden. Deze spellen hebben een totaal ander effect dan neurofeedback. Bij deze spellen wordt bijvoorbeeld de oog-hand coördinatie getraind of het geheugen. Uit steeds meer studies blijkt dat betere prestaties bij deze spellen beperkt blijven tot de spellen zelf en niet of nauwelijks leiden tot verbeteringen in het dagelijks leven. Bij neurofeedback wordt niet de aandacht of geheugen getraind met een spel, maar traint de patiënt de activiteit van de hersenen direct. Verbeterde activiteit leidt vervolgens tot positieve effecten, zoals verbeterde aandacht- en geheugenfunctie. Deze effecten zijn wel algemeen van aard en leiden tot verbeteringen op allerlei taken in het dagelijks leven die niet meer aan neurofeedback gekoppeld zijn.

2. De effectiviteit van neurofeedback

Neurofeedback lijkt in theorie een geweldige behandeling: de patiënt kan zijn eigen hersenen beïnvloeden, waardoor klachten verminderen of zelfs verdwijnen. De behandeling is niet pijnlijk, heeft weinig of geen bijwerkingen en is zelfs leuk om te doen. Het is echter niet voldoende om te beschrijven hoe goed een bepaalde patiënt zich voelde na een behandeling, of hoe geweldig een kind het deed op school na een serie behandelingen met neurofeedback. Om de effectiviteit van behandelingen in het algemeen te bepalen moet er meer bewijs zijn dan individuele succesverhalen. Als een patiënt zich na een behandeling beter voelt, betekent dit nog niet dat andere patiënten zich ook beter zullen voelen na dezelfde behandeling. Het betekent zelfs niet dat het beter voelen per se is veroorzaakt door de behandeling. Andere effecten, zoals placebo-effecten of natuurlijk herstel, kunnen net zo goed verantwoordelijk zijn voor de verbeteringen. In de medische wereld worden daarom onderzoeken uitgevoerd om te bepalen wat de effectiviteit van een bepaalde behandeling is. Hierbij geldt dat hoe hoger de kwaliteit van het onderzoek is, hoe beter onderbouwd de behandeling is (als het onderzoek positieve behandelresultaten aantoont). Er bestaan verschillende soorten wetenschappelijke studies waarin neurofeedback wordt onderzocht: effectstudies, waarin de effecten van neurofeedback worden bekeken op gedrag en klachten; fysiologische studies, waarin het effect van neurofeedback op het functioneren van de hersenen wordt onderzocht; en technologische studies waarin de inzet van nieuwe technologieën op het gebied van apparatuur, software en analyses bij neurofeedback worden onderzocht. Alle gebieden zullen worden bekeken in dit hoofdstuk, zodat een goed beeld kan worden gevormd van de onderbouwing van neurofeedback.

Wetenschappelijke studies hebben verschillende bewijsniveaus. Met name bij de effectstudies is dit onderscheid van belang. Het laagste bewijsniveau is het verhaal van de individuele patiënt. Een uitspraak van een behandelaar over een bepaalde patiënt heeft weinig bewijskracht, omdat het maar om één patiënt gaat waardoor de resultaten vaak niet bruikbaar zijn voor grotere groepen patiënten. Als meerdere behandelaars met veel ervaring dezelfde observaties doen bij patiënten, dan neemt de bewijskracht toe. Het lijkt er dan immers op dat een bepaalde behandeltechniek bij diverse patiënten resultaat heeft. Toch is het dan nog moeilijk om te bepalen hoe effectief de behandeling echt is. Neurofeedback kan bijvoorbeeld door behandelaars verschillend worden uitgevoerd en de patiënten kunnen ook van elkaar verschillen. Goede gefundeerde uitspraken over het effect van neurofeedback bij een bepaalde groep kunnen dan niet worden gedaan. Hiervoor zijn gecontroleerde studies nodig, waarbij onderzoekers vooraf bepalen welke patiënten welke behandeling ondergaan. De onderzoekers stellen eerst een onderzoeksvraag en formuleren dan de vermoedelijke uitkomst, die hypothese wordt genoemd. Daarna ontwerpen ze een onderzoek om de hypothese te kunnen testen, bijvoorbeeld om te kijken of neurofeedback effectief is bij een bepaalde ziekte. Het ontwerp van een onderzoek wordt onderzoeksdesign genoemd. Het meest uitgebreide onderzoeksdesign is de RCT, wat randomized controlled trial betekent. In dit design worden patiënten op basis van toeval in groepen ingedeeld. Eén groep krijgt bijvoorbeeld neurofeedback, terwijl de andere groep een andere behandeling of geen behandeling krijgt. In het ideale geval krijgt een groep ook een placebobehandeling, waarbij de patiënt niet weet of hij een echte of placebobehandeling ondergaat.

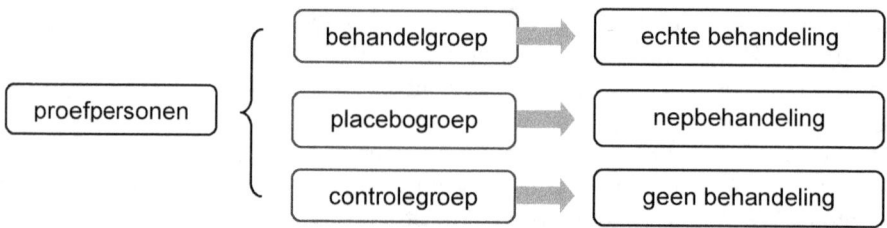

Figuur: overzicht van een RCT. Om het effect van een bepaalde behandeling te onderzoeken, worden proefpersonen op basis van toeval ingedeeld in 3 groepen: een behandelgroep, die de echte behandeling krijgt; een placebogroep, die een nepbehandeling krijgt maar dit niet weet; en een controlegroep, die geen behandeling krijgt zodat bekeken kan worden wat het natuurlijk verloop van de ziekte of de klachten is. Voor en na het behandeltraject worden van de proefpersonen in alle drie de groepen dezelfde metingen verricht. De verschillen tussen voor- en nametingen worden tussen de groepen vergeleken. Als de klachten van de behandelgroep na behandelingen veel meer zijn afgenomen dan de klachten in de placebo- en controlegroep, is er sprake van een echt behandeleffect.

In een RCT kan worden bepaald of een behandeling zoals neurofeedback meer effect heeft dan een andere behandeling of een placebobehandeling. Als patiënten zich al beter voelen door het feit dat ze elektrodes op het hoofd hebben of door de aandacht van de behandelaar dan zal het effect van de echte behandeling niet groter zijn dan het effect van de placebobehandeling. Het liefst willen de onderzoekers ook nog dat zelfs de behandelaar niet weet of hij een echte behandeling uitvoert of een placebo. Vaak is dit echter moeilijk te realiseren in de praktijk. Om het effect van massage te onderzoeken is het bijvoorbeeld onmogelijk voor de masseur om niet te weten of hij echt masseert. Bij andere onderzoeken, bijvoorbeeld naar de effecten van medicatie, is dit wel mogelijk. Zowel de patiënt als de behandelaar weet dan niet of de gegeven medicatie echt of placebo is. Alleen de onderzoeker weet wie de echte werkzame stof heeft gekregen. Met behulp van statistiek kan vervolgens worden bekeken of het effect van een bepaalde behandeling echt groter is dan het effect van een andere behandeling of placebobehandeling. In de wetenschap kunnen nooit uitspraken worden gedaan met 100% zekerheid. Ook in onderzoeken naar de effectiviteit van neurofeedback is dit niet mogelijk. Daarom hanteren onderzoekers bepaalde getallen die aangeven wat de zekerheid van de uitspraak is. Meestal wordt een stelling voor waar aangenomen als deze voor 95% zeker is. Dit betekent dus dat een onderzoeker die zegt dat neurofeedback effectief is voor kinderen met ADHD, maximaal 5% kans heeft dat deze uitspraak niet klopt. De kracht van een uitspraak is onder andere afhankelijk van het aantal proefpersonen dat meedoet in een onderzoek: een onderzoek naar het effect van neurofeedback bij 500 personen met dezelfde klachten geeft beter gefundeerde uitspraken dan een onderzoek met 5 personen. Het goed ontwerpen van een onderzoek en een goed gebruik van statistiek hierbij is een wetenschap op zich geworden. Er zijn daarom wetenschappers gespecialiseerd in het opzetten en analyseren van onderzoeken en zij ondersteunen andere onderzoekers vaak hierin. Deze ontwikkelingen hebben geleid tot steeds betere studies naar de effecten van bepaalde behandelingen. Ook op het gebied van neurofeedback is deze ontwikkeling goed zichtbaar: de kwaliteit van de wetenschappelijke studies naar de effecten van neurofeedback is sterk verbeterd sinds de eerste studies in de jaren 70 van de vorige eeuw.

Meten van de effectiviteit

Neurofeedback is een behandelmethode waarbij hersenactiviteit wordt getraind met het doel om klachten te verminderen. Het effect van neurofeedback wordt daarom bij patiënten natuurlijk op klachtniveau gemeten. Dit geldt voor zowel wetenschappelijke studies als in de praktijk, waar ook tijdens een nameting het effect van een behandeltraject dient te worden gemeten. Bij wetenschappelijke studies is natuurlijk de hypothese dat neurofeedback zorgt voor een grotere verbetering van klachten dan een placebobehandeling of geen behandeling. Het kan echter een aantal behandelingen duren voordat deze effecten op klachtniveau duidelijk merkbaar zijn. Daarom wordt het effect ook meestal gemeten op hersenniveau: leidt neurofeedback tot verbeteringen van een QEEG-profiel? Dit is ook een heel logische manier van het meten van effect: als een patiënt feedback krijgt van een hersengolf met het doel deze golf te veranderen, dan is natuurlijk ook de hoop dat deze golf inderdaad verandert in de loop van behandelingen. Aangezien de golven die behandeld worden onderdeel zijn van het QEEG-profiel, zal dit profiel dus ook moeten veranderen. Het zou raar zijn als patiënten eerst minder klachten kregen en daarna pas het QEEG-profiel zou veranderen. Uit onderzoek blijkt inderdaad dat zowel bij neurofeedback alsook bij andere behandelingen zoals met medicatie eerst het QEEG-profiel verandert en daarna de klachten verminderen. Als het QEEG-profiel niet verandert, is het niet aannemelijk dat neurofeedback leidt tot verminderde klachten. Dus het meten van het effect van neurofeedback op basis van het QEEG-profiel kan al informatie geven over het al dan niet slagen van de behandeling voordat de patiënt iets merkt. Ook bij andere onderzoeken blijkt dat veranderingen door behandelingen al in de hersenen zichtbaar zijn voordat de patiënt iets merkt. Patiënten die bijvoorbeeld antidepressiva nemen merken pas de eerste veranderingen na ongeveer 6 weken, terwijl het QEEG-profiel al na 1 tot 2 weken veranderingen laat zien.

Zoals eerder besproken is neurofeedback in wezen het laten zien van hersengolven aan de patiënt in de vorm van een animatie met positieve en negatieve feedback. Dit betekent dat voor iedere neurofeedback-behandeling de EEG-signalen en bijbehorende QEEG-profielen kunnen worden opgeslagen en later weer kunnen worden bekeken. Hierdoor kunnen niet alleen de effecten tijdens tussen- en nameting worden onderzocht, maar ook de effecten van iedere behandeling worden bepaald. Het is gebleken dat tijdens één behandeling het QEEG-profiel van de plek op de hersenen waar wordt behandeld al verandert. Dit is logisch: als een patiënt als opdracht krijgt om een bepaalde golf te verhogen of te verlagen op een bepaalde plek op het hoofd, dan zal een leerproces bij de patiënt ook resulteren in een verandering van de betreffende golf. Dit betekent dat tijdens een behandeling al kan worden bekeken in hoeverre de behandeling effectief is op hersenniveau. Van iedere behandeling kan bovendien de gemiddelde waarde van de getrainde golf worden berekend. Als deze gemiddelde waardes van meerdere behandelingen achter elkaar worden geplaatst, is het effect van neurofeedback tussen behandelingen, dus op langere termijn, zichtbaar.

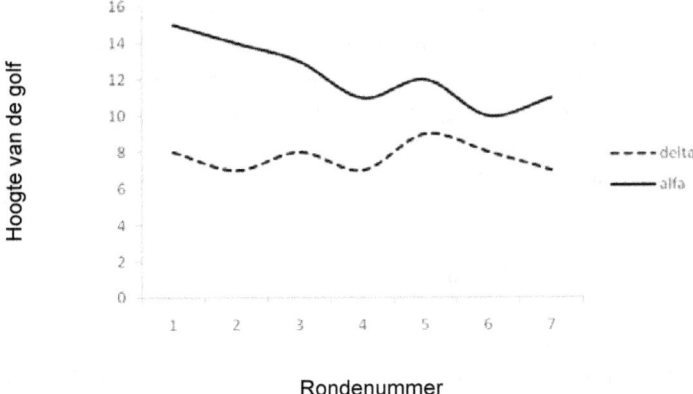

Figuur: het verloop van een hersengolf tijdens een behandeling. In deze behandeling trainde de patiënt de alfagolven, waarbij hij positieve feedback kreeg wanneer de alfagolven verminderden. De patiënt heeft gedurende 7 rondes van 3 minuten getraind. De gemiddelde waarde van de alfagolven staat op de verticale as, en de rondes op de horizontale as. De afname van de alfagolven gedurende de behandeling is duidelijk zichtbaar. De gestippelde lijn is het aandeel van de deltagolven. De deltagolven werden in deze sessie niet getraind en zijn ook over de gehele behandeling genomen gelijk gebleven.

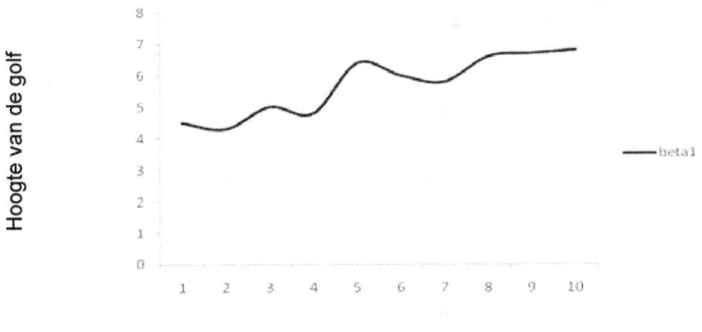

Figuur: resultaten van neurofeedback na 10 behandelingen. De lijn in bovenstaand figuur geeft de hoogte van beta1-golven weer tijdens 10 behandelingen. De patiënt trainde iedere behandeling de beta1-golven, waarbij hij positieve feedback kreeg zodra de beta1-golven verhoogden. Uit de lijn blijkt dat beta1-golven niet bij iedere behandeling hoger zijn, maar dat er ook behandelingen zijn waarin de golven lager zijn dan voorheen. Dit heeft te maken met het feit dat de activiteit van de hersenen niet iedere behandeling gelijk is maar varieert door allerlei oorzaken. Daarom is het belangrijk om het effect van neurofeedback te bekijken over meerdere behandelingen.

Het effect van neurofeedback op klachtenniveau is niet zo snel te bepalen als het effect op hersenniveau. Vaak duurt het enkele behandelingen voordat effecten merkbaar zijn, waardoor het niet zinvol is om bijvoorbeeld iedere behandeling een vragenlijst af te nemen. Wel wordt natuurlijk voor iedere behandeling gevraagd aan de patiënt hoe het gaat en wat de effecten tot nu toe zijn, maar vragenlijsten worden slechts aan het begin, eind en eventueel eenmaal tussentijds afgenomen.

Uiteindelijk dient neurofeedback bij patiënten te resulteren in een vermindering van de klachten of een verbetering van de prestaties en dus betere scores op vragenlijsten. Door de veranderingen van de scores op de vragenlijsten te vergelijken met veranderingen van de QEEG-profielen kan inzicht worden verkregen in de samenhang tussen de veranderingen op klachtniveau en hersenniveau. Deze koppeling wordt zowel in de praktijk als bij wetenschappelijke onderzoeken gebruikt. Omdat steeds meer onderzoekers en behandelaars gebruik maken van metingen om de effecten van neurofeedback te onderzoeken, is steeds meer gedegen kennis hierover beschikbaar. Hierdoor weten we steeds meer welke effecten neurofeedback kan hebben bij gezonde personen, sporters en patiënten.

Effect van neurofeedback bij gezonde personen

Neurofeedback wordt niet alleen toegepast bij patiënten, alhoewel de behandeling van patiënten wel aan de wieg stond van de ontwikkeling. Om algemene effecten van neurofeedback te kennen en te begrijpen zijn diverse studies uitgevoerd bij mensen zonder klachten en zelfs bij dieren. Hieruit zijn inzichten naar voren gekomen die gebruikt kunnen worden om neurofeedbackbehandelingen bij bepaalde patiëntgroepen verder te ontwikkelen. Algemeen kan gesteld worden dat het verminderen van langzame golven door neurofeedback leidt tot verbeterde aandacht en geheugenfunctie. Met name het onderdrukken van thetagolven heeft een verbeterde alertheid tot gevolg. Met algemene alertheid wordt dan meestal de hoeveelheid informatie bedoeld die de hersenen kunnen verwerken. Wanneer bijvoorbeeld iemand moe is, is de algemene alertheid laag en wordt minder informatie verwerkt door de hersenen, wat vrijwel alle hersenfuncties beïnvloedt. Dit is merkbaar tijdens het autorijden: als iemand moe is tijdens het autorijden, vermindert de alertheid en is alle concentratie vereist voor het rijden. Andere taken, zoals het bewust luisteren naar de radio of (handsfree) telefoneren, worden veel moeilijker.

Behalve een optimale alertheid is het voor de hersenen ook belangrijk om te kunnen focussen. Van alle informatie die binnenkomt bij de hersenen wordt slechts een deel bewust verwerkt. Dit deel wordt gedurende een bepaalde tijd vastgehouden door bewuste aandacht, ook wel concentratie genoemd. Uit QEEG-onderzoeken blijkt deze concentratie samen te hangen met bètagolven, en dan met name bèta1-golven. Wanneer bèta1-golven worden verhoogd door neurofeedback blijkt dit ook te resulteren in verbeterde concentratie. Uit het bovenstaande blijkt dus dat voor een goed functionerend brein een goede alertheid en concentratie van belang zijn. Dit is in het QEEG zichtbaar als lage thetagolven en hoge bètagolven. Veel wetenschappers bestuderen dan ook het effect van gecombineerde theta- en bètatraining op de alertheid en concentratie. In de beschrijving van de effecten van neurofeedback bij ADHD komt deze zogenaamde theta/bèta training nog uitvoerig aan bod.

Een belangrijk resultaat uit onderzoeken bij gezonde personen is dat neurofeedback specifiek is, wat betekent dat het trainen van een bepaalde golf voor andere effecten zorg dan het trainen van een andere golf. Britse onderzoekers hebben bijvoorbeeld aangetoond dat zelfs het trainen van twee soorten bètagolven leidt tot verschillende effecten. Bètagolven kunnen weer worden onderverdeeld in verschillende golven, waaronder sensomotorische golven (SMR) en bèta1-golven. Deze golven liggen in het QEEG-profiel vlak bij elkaar maar blijken samen te hangen met verschillende functies. Wanneer gezonde proefpersonen met neurofeedback SMR trainen, waarbij hogere SMR-waardes leiden tot positieve feedback, verhoogt SMR na 8 behandeling wat gepaard gaat met verbeterde aandacht én geheugenfunctie. Personen die daarentegen bèta1-golven stimuleren via neurofeedback krijgen hogere bèta1-waardes en daarbij alleen verbeterde aandacht.

Bèta1-training resulteert niet alleen in verbeterde concentratie maar zorgt ook voor snellere reactietijden. Al met al lijkt het erop dat het onderdrukken van thetagolven en het verbeteren van bèta1-golven en SMR-golven leidt tot betere prestaties van het brein. Deze verbeteringen zijn ook merkbaar buiten de neurofeedbacktraining. Zo blijken chirurgen die deze vorm van neurofeedback hebben ondergaan een betere techniek te ontwikkelen en minder tijd nodig te hebben voor hun chirurgische taken.

Een andere veel gebruikte neurofeedbacktechniek heeft betrekking op de bekende alfagolven. Alfagolven zijn vooral zichtbaar als een hersengebied kortdurend "stand-by" staat. Dit kan belangrijk zijn om andere hersengebieden hun functie goed te laten uitvoeren, maar kan bij sommige ziektebeelden ook leiden tot een remming van gebieden die niet gewenst is. Deze alfagolven zijn de meest opvallende golven in het EEG omdat ze een regelmatige vorm hebben. Meestal komen ze ongeveer 10 keer per seconde voor. Bij oudere personen blijkt echter deze snelheid af te nemen naar 8 of 7 keer per seconde. Als oudere personen neurofeedback krijgen waarbij ze de langzamere alfagolven (7-8 keer per seconde) onderdrukken en snellere golven (10 keer per seconde) stimuleren, dan blijken de prestaties van het brein te verbeteren. Deze vorm van neurofeedback wordt *peak performance training* genoemd.

Een neurofeedbacktraining die de laatste jaren sterk in opkomst is, heeft te maken met het trainen van zeer langzame hersengolven die *slow cortical potentials* (SCP) worden genoemd. Deze golven zijn zo langzaam dat het vaak lijkt alsof het hele hersensignaal gedurende een paar seconden verhoogd of verlaagd is. Deze verhogingen of verlagingen zijn ook echt zichtbaar in de meting als EEG-signalen die boven of beneden de nullijn liggen. Uit onderzoek blijkt dat een algemene verhoging van het hersensignaal (positieve SCP genaamd) te maken heeft met een onderactiviteit van de hersenen, terwijl een verlaging (negatieve SCP) te maken heeft met een overactiviteit. Indien gezonde personen via neurofeedback negatieve SCP's trainen, blijkt de activiteit van het brein toe te nemen. Training van SCP's met neurofeedback gaat heel snel: binnen een paar sessies kunnen personen hun SCP's beïnvloeden. Omdat SCP's te maken hebben met de meest algemene aspecten van de activiteit van de hersenen, blijken mensen na een paar sessies zich bewust te worden van de mate van activiteit van hun brein. Dus een gevoel van verhoogde of verlaagde activiteit van het eigen brein blijkt sterk samen te hangen met het voorkomen van deze SCP's. Ook bij sporters leidt SCP-training tot betere prestaties. Zowel boogschutters als voetballers blijken beter te presteren na enkele trainingen.

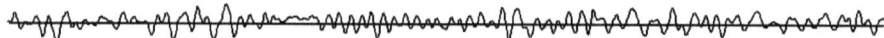

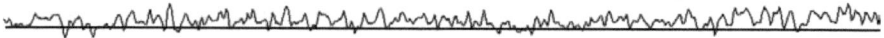

Figuur: een EEG-signaal met en zonder een SCP. Het bovenste signaal is gemeten boven de motorische gebieden van een gezond persoon. Het EEG-signaal gaat op en neer ten opzichte van de zogenaamde nullijn, die wordt weergegeven door de horizontale lijn. Het onderste signaal is gemeten boven de motorische gebieden bij een patiënt met de ziekte van Parkinson. De horizontale lijn is wederom de nullijn. Bij deze meting ligt het signaal vrijwel steeds boven de nullijn, wat een SCP genoemd wordt. Dit betekent dat dit motorische gebied minder geactiveerd is dan normaal.

Een aantal recente studies heeft aangetoond dat neurofeedback bij gezonde personen leidt tot echte veranderingen in het brein en dat de resultaten niet veroorzaakt zijn door placebowerking. Als personen niet weten welke training ze ondergaan maar alleen maar een animatie zien die gekoppeld is aan een hersengolf, blijken ze in staat tot het zowel omhoog als omlaag trainen van hersengolven. Dit betekent dat de werking van neurofeedback specifiek is en niet alleen gekoppeld is aan verwachtingen van de persoon die de training ondergaat. Net zoals de katten uit de eerste studie van Dr. Sherman, blijken nu ook apen in staat hun eigen hersenactiviteit te trainen als ze een beloning krijgen. Het conditioneren van de activiteit van het brein lijkt dus een biologisch effect dat niet beperkt is tot mensen. Het feit dat neurofeedback de alertheid en concentratie kan verbeteren bij gezonde personen betekent echter niet automatisch dat ook patiënten met bepaalde klachten gebaat zijn bij deze therapievorm. Aangezien steeds meer studies aantonen dat het brein van patiënten met bepaalde ziektes anders functioneert dan het brein van gezonde personen, moeten de effecten van neurofeedback bij iedere klacht en ziektebeeld apart worden onderzocht. Een therapie die de aandacht verbetert bij een gezonde groep mensen, hoeft niet per se de aandacht te verbeteren bij bijvoorbeeld kinderen met ADHD.

Effect van neurofeedback bij ziektebeelden

Veruit de meeste studies zijn verricht naar de effecten van neurofeedback bij bepaalde ziektebeelden of mensen met klachten. Meestal wordt eerst onderzocht bij welke ziektebeelden de hersenactiviteit veranderd is ten opzichte van gezonde personen. Pas als uit onderzoek blijkt dat een ziekte of bepaalde klachten samengaan met specifiek afwijkende QEEG-profielen wordt het effect van neurofeedback onderzocht. Aangezien neurofeedback gebaseerd is op QEEG, is het niet verstandig om zomaar patiënten te behandelen met neurofeedback waarvan niet bekend is of het QEEG afwijkend is.

Kinderen

Zoals zo vaak in de onderzoekswereld zijn de ziektebeelden die het meest voorkomen en/of het meest in de belangstelling staan ook het meest onderzocht. Dit geldt ook voor neurofeedbackstudies. De meeste publicaties zijn op het gebied van neurofeedback bij kinderen met ADHD, gevolgd door andere ziektes zoals autisme en dyslexie. Ziekte- en klachtenbeelden bij kinderen worden eerst besproken, gevolgd door ziektebeelden die meer bij volwassenen voorkomen. De ziektes zijn ingedeeld volgens de internationale diagnostische criteria.

ADHD

Attention Deficit Hyperactivity Syndrome (ADHD) is een ziektebeeld dat gekenmerkt wordt door aandachtsproblemen met of zonder hyperactiviteit. ADHD gaat gepaard met afwijkende activiteit van de hersenen. Eén van de meest opvallende uitkomsten uit onderzoeken is dat bij de meeste ADHD-kinderen de activiteit van de hersenen verminderd is in centrale gebieden en in gebieden aan de voorzijde van het hoofd. We noemen deze groep voor het gemak groep 1. Dit lijkt een rare uitkomst gezien het feit dat de meeste ADHD-kinderen hyperactief zijn. Het blijkt echter dat de gebieden die minder actief zijn normaal gesproken zorgen voor de remming van gedrag en motoriek. Als die gebieden minder actief zijn, is de remming ook minder en kan zowel het gedrag als de motoriek hyperactief overkomen. Uit hersenmetingen blijkt deze onderactiviteit uit een teveel aan langzame golven ten opzichte van snelle golven, oftewel in QEEG-termen: veel thetagolven ten opzichte van bèta1-golven. In rust is deze verlaagde activiteit zichtbaar en tijdens taken verbetert dit meestal niet.

ADHD, rust

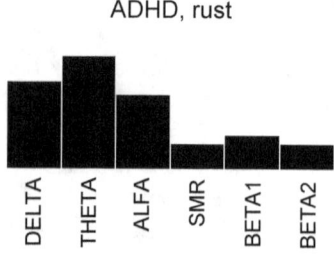

ADHD, taak

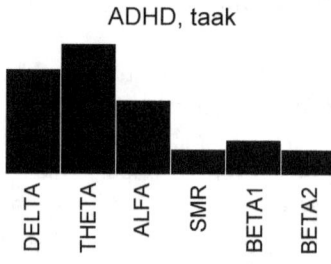

gezond, rust

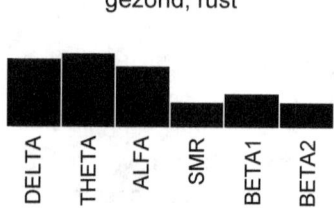

gezond, taak

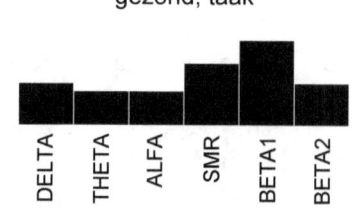

Figuur: verschillen in QEEG-profielen tussen ADHD'ers en gezonde personen gemeten boven de motorische gebieden. In de bovenste figuren zijn de profielen zichtbaar van ADHD-ers in rust en tijdens een taak. In de onderste figuren zijn typische profielen van gezonde personen zichtbaar.

Twee belangrijke verschillen tussen ADHD-ers en gezonde personen zijn zichtbaar: in rust is de hersenactiviteit bij ADHD verminderd, wat te zien is als meer langzame golven (delta- en thetagolven). Tijdens een taak zijn normaal gesproken meer snellere golven zichtbaar (vooral SMR-golven en beta1-golven), zoals in het figuur rechts beneden te zien is. Bij ADHD blijft deze hogere activiteit echter uit (zie figuur rechts boven). De hersenen schakelen bij ADHD dus niet naar een hogere versnelling, maar blijven "hangen" in een toestand van onderactiviteit.

Een kleine groep ADHD-ers, meestal jongens, laat echter een ander profiel zien. Bij deze groep blijkt de activiteit toegenomen te zijn, wat betekent dat de hyperactiviteit in het gedrag en de motoriek samengaat met echte hyperactiviteit in de hersenen. Deze groep noemen we groep 2. In het QEEG-profiel laten deze kinderen vooral een hoog aandeel van snelle golven zien (bèta1 en bèta2), het tegenovergestelde profiel van groep 1.

Aan de buitenkant zijn de twee groepen ADHD-kinderen moeilijk of niet te onderscheiden, maar binnen in de hersenen blijken deze groepen echt verschillend. Zowel voor neurofeedback als voor medicamenteuze behandeling is dit onderscheid heel belangrijk. Als de hersenen onderactief zijn, zoals in de eerste groep, is de behandeling gericht op het verhogen van de activiteit. Veel medicijnen voor ADHD zijn dan ook gericht hierop en zorgen dat de gebieden meer actief worden, waardoor de functie van de gebieden beter wordt uitgevoerd. Aangezien een belangrijke functie de remming is, leidt een verbeterde functie door toename van de remming tot een afname van hyperactiviteit en minder druk gedrag. Ook neurofeedback heeft bij de eerste groep als doel de activiteit van de hersengebieden te verbeteren door theta- en bèta1-golven te trainen. Ieder moment dat thetagolven afnemen en/of bèta-golven toenemen, krijgt het kind positieve feedback. Dit betekent dat het kind leert om ieder moment dat de hersenen beter geactiveerd worden vast te houden. Na enkele behandelingen moet het aandeel thetagolven dus zijn afgenomen en het aandeel bèta1-golven zijn toegenomen.

Behandelingen voor kinderen uit groep 2 zullen echter anders uitzien. Een kind waarvan de hersenen al overactief zijn, zal niet of zelfs averechts reageren op therapieën die de activiteit van de hersenen nog meer verhogen. Stimulerende medicatie zal daarom voor bijwerkingen zorgen die niet gewenst zijn. Neurofeedback waarbij thetagolven worden verminderd en bèta1-golven worden verhoogd zal eveneens zorgen voor nog meer verhoging van de toch al hoge activiteit van het hersenen, wat niet gewenst is. De neurofeedbacktherapie zal bij deze groep dan ook meestal bestaan uit het onderdrukken van snelle golven (bèta1 en/of bèta2). Het kind krijgt dan positieve feedback op momenten dat de hersenen wat minder actief zijn.

Er bestaat ook een groep ADHD-kinderen die vooral last hebben van aandachtsproblematiek zonder hyperactiviteit. Deze kinderen blijken vooral een verhoging van langzame golven te hebben (thetagolven) en vaak ook een verhoging van alfagolven. Het lijkt erop dat bij deze kinderen de hersenen niet in een hogere versnelling schakelen wanneer dit nodig is, bijvoorbeeld bij opdrachten op school. Aangezien de hyperactiviteit niet of nauwelijks aanwezig is, is deze problematiek moeilijker te herkennen bij kinderen die in eerste instantie hun aandachtsprobleem kunnen compenseren en wordt pas contact gezocht met een hulpverlener als de schoolprestaties slechter worden. Voor deze groep bestaat neurofeedback vooral uit het positief belonen in de vorm van een goed verlopende animatie op momenten dat de hersenen beter geactiveerd zijn (bijvoorbeeld het onderdrukken van theta- en alfagolven).

Bij diverse groepen ADHD-kinderen blijkt uit de QEEG-meting ook dat de algemene activiteit van diverse gebieden ontregeld kan zijn. Dit betekent dat de activiteit niet stabiel is maar vrij veel varieert wat merkbaar is als schommelingen in de aandacht. In hersenmetingen is dit zichtbaar als SCP's die via neurofeedback kunnen worden getraind. Hierbij krijgen ADHD-kinderen positieve feedback zodra de signalen uit de hersenen stabiel zijn en er geen SCP's zichtbaar zijn. Een studie heeft laten zien dat 25 sessies SCP-training leidt tot een vermindering van 25% van de typische ADHD-symptomen, vooral impulsiviteit. SCP-training lijkt even effectief te zijn als de eerder genoemde theta- en bètatraining.

De effecten van neurofeedback bij ADHD blijken even goed of nog beter te zijn dan de effecten van medicatie. Aangezien neurofeedback gebaseerd is op leerprocessen duurt het wel langer voordat de effecten merkbaar zijn. Het voordeel is echter dat de effecten jarenlang behouden blijven. Hoe lang is niet precies bekend omdat de onderzoekers de kinderen meestal slechts enkele jaren volgen. Neurofeedback bij ADHD-kinderen kan leiden tot diverse veranderingen. Op de eerste plaats blijkt de aandacht te verbeteren. Deze verbetering lijkt vooral samen te hangen met de theta-training. De meest recente onderzoeken hebben ook gevonden dat deze verbeteringen niet of minder zichtbaar zijn in een controlegroep (kinderen die niet met neurofeedback worden behandeld) en een placebogroep (kinderen die denken dat ze neurofeedback krijgen maar in werkelijkheid feedback krijgen van iets anders). Dit betekent dat de effecten van neurofeedback veroorzaakt worden door echte leereffecten in de hersenen. Onderzoekers hebben ook gezien dat neurofeedback bij ADHD leidt tot veranderingen in de doorbloeding van gebieden die aandacht reguleren. Hierbij werd met speciale MRI-scanners de doorbloeding van allerlei gebieden voor en na neurofeedback met elkaar vergeleken.

Ook typisch ADHD-gedrag verbetert door neurofeedback. Impulsiviteit en hyperactiviteit nemen bij veel kinderen af als de activiteit van de hersenen wordt verbeterd door neurofeedback. Neurofeedback kan ook worden uitgevoerd met medicatie. Het kan voorkomen dat de aandacht van een ADHD-kind zonder medicatie niet voldoende is om goede resultaten te verkrijgen met neurofeedback. Als het kind feedback krijgt terwijl het aan iets anders denkt, zal de behandeling weinig of geen effecten hebben. In deze gevallen kan worden begonnen met de behandeling in combinatie met medicatie. Zodra neurofeedback leidt tot verbeteringen die zichtbaar zijn in het QEEG-profiel, kan medicatie dan in overleg met de verwijzer worden afgebouwd. De positieve effecten van deze combinatietherapie blijven bestaan als de medicatie wordt afgebouwd of gestopt.

Uit het bovenstaande blijkt dat nooit zomaar met neurofeedback kan worden gestart. Er dient altijd een QEEG-meting te worden uitgevoerd om te kijken op welke manier klachten te maken hebben met afwijkende activiteit in de hersenen. Ook om een goede keuze te maken voor andere therapieën of medicatie is het QEEG een geschikt meetinstrument, zoals talloze onderzoekers hebben aangetoond. Bij neurofeedback wordt bij ADHD gebruik gemaakt van vragenlijsten om zo objectief mogelijk te bepalen wat het effect is van de behandeling. Uitkomsten van vragenlijsten tijdens de intake en tijdens de nameting worden vergeleken met elkaar en met de uitkomsten van de QEEG-metingen. De behandelaar krijgt daardoor een goede indruk of de verbeteringen op hersenniveau ook hebben geresulteerd in verbeteringen op gedragsniveau. ADHD-kinderen hebben vaak meerdere behandelingen nodig. Een behandeltraject van 30-40 sessies neurofeedback is dan ook eerder regel dan uitzondering bij ADHD. Het is hierbij wel belangrijk dat na iedere behandeling weer wordt bekeken hoe effectief de behandeling zelf was en hoe de resultaten verbeteren gedurende het behandeltraject. Ook bij ADHD zijn de resultaten eerst zichtbaar in de hersenactiviteit en daarna pas in het gedrag.

Autisme

Autisme is een verzamelnaam voor diverse ziektebeelden zoals autistische stoornis, syndroom van Rett, PDD-NOS en syndroom van Asperger. Deze ziektebeelden worden samengevat onder de noemer van autistische spectrum stoornissen. Hersenmetingen bij kinderen en volwassenen met autisme laten vaak ontregelingen zien die bij personen zonder autisme niet zichtbaar zijn. Deze ontregelingen kunnen soms gepaard gaan met epilepsie. Het is goed mogelijk dat deze ontregelingen invloed hebben op de ontwikkeling van taal en gedrag. Waarom deze ontregelingen voorkomen is niet geheel duidelijk. Wel tonen diverse onderzoeken aan dat zenuwcellen anders met elkaar verbonden zijn bij autisme. Ook QEEG-metingen laten veranderingen zien. Eén van de meest onderzochte QEEG-veranderingen bij autisme heeft te maken met de activiteit van de motorische gebieden. Bij het uitvoeren van bewegingen worden de motorische gebieden in de hersenen geactiveerd, wat ook goed te zien is in een QEEG-meting. Uit recent onderzoek blijkt dat dezelfde gebieden ook worden geactiveerd als een gezond persoon iemand anders ziet bewegen. Dit heeft te maken met herkenning: de hersenen herkennen de bewegingen van iemand anders en bewegen als het ware in gedachte mee. Bij autisten worden de motorische gebieden ook geactiveerd als ze zelf bewegen, maar als ze iemand anders zien bewegen leidt dit niet tot activiteit van hun eigen motorische gebieden. Ze herkennen bewegingen van anderen dus niet als iets dat ze zelf zouden kunnen uitvoeren, de motoriek van anderen wordt niet gespiegeld in hun eigen hersenen. Zenuwcellen die actief zijn tijdens zowel het uitvoeren van bewegingen als het observeren van bewegingen worden daarom ook wel spiegelneuronen genoemd en het lijkt erop dat deze bij autisten minder goed functioneren. De sociale problemen die vaak optreden bij autisme hebben hier waarschijnlijk ook mee te maken, omdat het herkennen van mimiek in het gezicht van anderen in wezen ook het herkennen van bewegingen is. Als deze herkenning bij autisten niet goed werkt, is de herkenning van de nonverbale informatie ook minder en wordt de boodschap niet goed begrepen. In het QEEG is de activiteit van de motorische gebieden goed te meten. Het uitblijven van de activiteit bij autisten is daarom ook goed zichtbaar in QEEG-profielen en vormt de basis voor neurofeedback bij autisme.

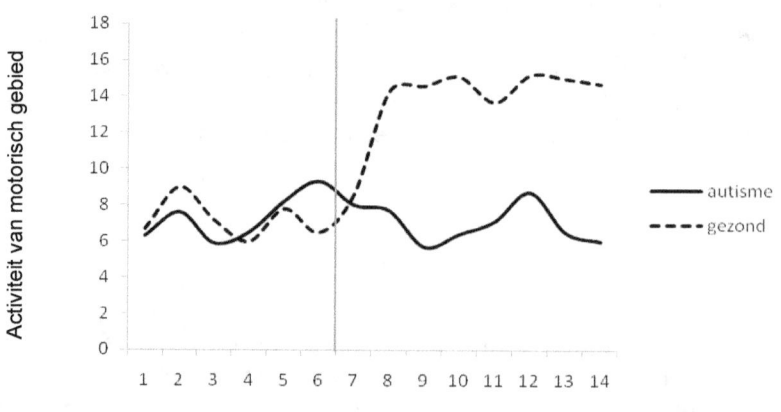

Tijd in seconden

Figuur: de verandering van activiteit van motorische gebieden bij het bekijken van een beweging. Op de horizontale as staat de tijd in seconden, op de verticale as de mate van activiteit van een motorisch gebied in de hersenen. Op een bepaald moment zien de personen een video van een persoon die met zijn hand beweegt. Dit moment is aangeduid met de verticale streep na 6 secondes. Het zien van de beweging leidt even later bij gezonde personen tot een toename van de activiteit van het motorisch gebied wat te zien is als een stijging van de lijn. Autisten laten weinig of geen toename zien van activiteit, wat meestal geïnterpreteerd wordt als het niet herkennen van de beweging als iets dat ze zelf zouden kunnen uitvoeren.

De golven in het QEEG die veranderen bij het uitvoeren of observeren van bewegingen worden mu-golven genoemd. Mu-golven komen voor bij de motorische gebieden die op de lijn tussen beide oren liggen. Onderzoekers hebben aangetoond dat neurofeedback van mu-golven bij autisten leidt tot verbeterde aandacht en een vermindering van typisch autistisch gedrag. Deze veranderingen zijn gemeten met behulp van scores op vragenlijsten die speciaal zijn ontwikkeld voor het in kaart brengen van gedragskenmerken van autisme.

De neurofeedbackprotocollen die bij ADHD worden ingezet (theta/bèta-training) zijn ook vaak bij autisten zinvol. Vooral bij kinderen met PDD-NOS en het syndroom van Asperger worden positieve resultaten behaald, die vaak zijn terug te voeren op verbeterde alertheid en concentratie.

Ook andere vormen van neurofeedback leiden tot verbeteringen in het gedrag bij autisme. Er zijn speciale technieken ontwikkeld om de samenwerking tussen hersengebieden te trainen met neurofeedback. Bij autisten is deze samenwerking vaak te hoog of net te laag. Bij autisten met te hoge samenwerking (ook wel koppeling genoemd) kan neurofeedback zorgen voor vermindering van de symptomen van de ziekte. Deze vorm van neurofeedback is complexer dan de standaard methoden. Daarom moet de behandelaar extra geschoold zijn en van speciale apparatuur gebruik maken om dit te kunnen uitvoeren.

Dyslexie

Dyslexie is een taalstoornis die diverse oorzaken kan hebben. Bij dyslexie is te verwachten dat de hersenen afwijkende activiteit vertonen tijdens een leestaak. Toch laten kinderen met dyslexie ook in rust al veranderingen zien. Bepaalde gebieden in de linker hersenhelft, die te maken hebben met taal, zijn minder geactiveerd, maar ook gebieden die belangrijk zijn voor de concentratie blijken minder actief te zijn. In een QEEG-meting is dit zichtbaar als een verhoging van de langzame golven. Deze verlaagde activiteit blijft bestaan tijdens leestaken. In andere gebieden is de activiteit net hoger, wat te zien is als meer snelle golven in de QEEG-meting. Dit heeft te maken met compensatiemechanismen, waarbij te weinig activiteit in een bepaald hersengebied gecompenseerd wordt met verhoogde activiteit in een ander gebied. Een taalgebied dat niet optimaal functioneert, kan op deze manier geholpen worden door extra activiteit van aandachtsgebieden. Als een kind met dyslexie echter ook aandachtsproblemen heeft, kan dit de taalproblemen nog extra versterken. Dit onderscheid kan met een QEEG-meting worden bekeken en vormt dan ook de basis voor neurofeedback bij dyslexie.

Neurofeedback bij dyslexie heeft meestal als doel het verminderen van de langzame golven (delta- en thetagolven) en het verhogen van snelle golven (bèta1-golven) waardoor de taal- en aandachtsgebieden beter kunnen functioneren. Hierdoor verbetert de spelling (na 20 sessies neurofeedback), wat waarschijnlijk het gevolg is van verbeterde aandacht. Vaak worden de elektrodes bij neurofeedback boven de taalgebieden geplaatst, waarbij specifieke golven kunnen worden getraind. Deze vorm van neurofeedback heeft goede resultaten na 30 tot 35 sessies. Net als bij ADHD en autisme is ook bij dyslexie een goede intake en QEEG-voormeting van belang om te bepalen welke gebieden (taal en/of aandacht) afwijkende activiteit vertonen en welke golven het meest afwijkend zijn.

Leerstoornissen

Veel leerstoornissen komen voor bij kinderen met andere klachten of ziektebeelden. Er zijn niet veel onderzoeken die de activiteit van de hersenen en de effecten van neurofeedback hebben onderzocht bij kinderen die alleen leerstoornissen hebben zonder ander ziektebeeld. De weinige onderzoeken die wel zijn uitgevoerd, laten zien dat vooral langzame golven (thetagolven) verhoogd zijn bij kinderen met leerstoornissen. De verhouding tussen thetagolven en alfagolven is een belangrijk kenmerk voor deze groep, waarbij hogere thetagolven ten opzichte van alfagolven meer voorkomen bij leerstoornissen. De QEEG-meting kan zelfs gebruikt worden om leerstoornissen van ADHD te onderscheiden.

Omdat er geen specifiek patroon bestaat bij leerstoornissen zoals bij ADHD, bepaalt de behandelaar op basis van de QEEG-voormeting wat er met neurofeedback getraind zal worden. Diverse studies hebben de positieve effecten van neurofeedback bij leerstoornissen aangetoond. Na 20 behandelingen blijkt de activiteit van de hersenen bij deze kinderen verbeterd te zijn (minder thetagolven) en blijken ze beter te presteren op allerlei testen. Zelfs na twee jaar zijn deze effecten nog zichtbaar.

Stotteren

Stotteren heeft onder andere te maken met minder goede communicatie tussen de linker en rechter hersenhelft. Stotteren gaat gepaard met verhogingen van langzame golven (delta- en thetagolven, vooral bij kinderen) en snelle golven (bèta-golven, vooral bij volwassenen). Deze golven zijn meestal afwijkend in de rechter hersenhelft en aan de voorkant van het hoofd. Indien deze golven met feedback worden onderdrukt, blijkt het stotteren af te nemen. Er zijn echter nog geen studies verricht die deze positieve effecten bij grote groepen kinderen hebben onderzocht.

Mentale retardatie

Mentale retardatie is een ontwikkelingsstoornis waarbij de mentale capaciteiten achterblijven bij leeftijdsgenoten. Kinderen met mentale retardatie laten bij een QEEG-meting vaak een profiel zien dat past bij een jongere leeftijd. Dit is meestal te zien als een te langzaam geactiveerd brein in rust, in het QEEG te zien als te veel langzame golven en te weinig snelle golven. Bovendien zijn de regelmatige golven in rust, de alfagolven, meestal langzamer dan normaal. Indien het kind een taak moet uitvoeren versnelt de activiteit van de hersenen niet zoals gewoonlijk, maar blijft het brein minder actief. Neurofeedback blijkt tot positieve resultaten te leiden. Het meest opvallende effect van neurofeedback is een verhoging van het IQ. Verschillende onderzoekers hebben dit onderzocht en lieten verbeteringen zien van 4 tot ruim 20 punten. Kinderen met mentale retardatie laten meer verbeteringen zien door neurofeedback dan leeftijdsgenootjes met normale ontwikkeling. Ook kinderen met het syndroom van Down kunnen profiteren van neurofeedback. De effecten bij deze groep kunnen variëren van aandachtsverbeteringen tot verbeteringen in spreken, geheugen, leer- en gedragsproblemen en schoolprestaties. Wel blijken deze kinderen veel sessies nodig te hebben, vaak meer dan 40. De aangeboden training is vaak het onderdrukken van thetagolven en het stimuleren van bètagolven, dus het algemeen activeren van het brein.

Hechtingsstoornissen

Een kind kan veel moeilijker de activiteit van het brein reguleren dan een volwassene. De delen van de hersenen die de regulatie namelijk voor hun rekening nemen, zijn bij kinderen nog niet volledig gerijpt. Daarom is het belangrijk dat ouders een omgeving creëren die veilig en stabiel is voor hun kinderen. Uit hersenmetingen bij kinderen met hechtingsstoornissen blijkt dat de hersenactiviteit afwijkend is. Er zijn in rust veel langzame golven (delta- en thetagolven) aanwezig voor en centraal op het hoofd. De centrale locatie op het hoofd is dan ook door onderzoekers beschreven als een trainingslocatie voor neurofeedback. Indien hier neurofeedbacktraining wordt gegeven, kunnen gedragsmatige problemen afnemen en de aandacht verbeteren. Meestal worden hier dezelfde trainingsprotocollen voor gebruikt als bij ADHD (thetagolven verminderen, bètagolven verhogen).

Volwassenen

Veruit de meeste neurofeedbackstudies zijn uitgevoerd bij kinderen. Toch wordt er steeds meer gekeken naar de effectiviteit van neurofeedback bij volwassenen. Dit heeft vooral te maken met het feit dat psychische klachten bij volwassenen steeds vaker blijken samen te hangen met veranderde activiteit van de hersenen. Een depressie bijvoorbeeld werd vroeger gediagnosticeerd door een gesprek met een therapeut of arts, waarbij eventueel vragenlijsten werden gebruikt. Nu worden steeds vaker metingen uitgevoerd van de hersenen om een depressie in kaart te brengen. De QEEG-meting is één van de metingen waarvan bekend is dat de uitkomsten nauwkeurig bepaalde ziektes in kaart kunnen brengen. Omdat het QEEG steeds meer wordt ingezet als meetinstrument, wordt neurofeedback als mogelijke behandelvorm ook steeds belangrijker bij volwassenen.

Depressie

Eén van de meest voorkomende ziektebeelden bij volwassenen is depressie. Het typische QEEG-profiel bij depressie is veel beschreven in de literatuur en dient nu als onderbouwing voor de ervaren klachten en de lichamelijke gevolgen van depressie. Het meest voorkomende QEEG-profiel is een verminderde activiteit van het voorste gedeelte van de hersenen (frontale schors genaamd) links ten opzichte van rechts. Bij mensen die gelukkig zijn is het QEEG-profiel meestal omgekeerd: de linker voorste hersenhelft is dan actiever dan de rechter. De verminderde activiteit van de linker frontale schors is in het QEEG-profiel te zien als een verhoging van alfagolven links vooraan ten opzichte van rechts vooraan. Dit patroon wordt *alfa-asymmetrie* genoemd en is een stabiele indicator voor depressie over periodes van maanden tot jaren.

Deze asymmetrie hangt sterk samen met uitkomsten van vragenlijsten die de mate van depressie in kaart brengen. Dit betekent dat een verhoogde asymmetrie (een verhoogd verschil tussen links en rechts) samengaat met hogere scores op de depressievragenlijsten (meer depressieve gevoelens). Het feit dat de linker voorste hersenhelft minder actief is bij personen met depressie hangt ook sterk samen met vermijdend gedrag en negatieve gevoelens van eigenwaarde.

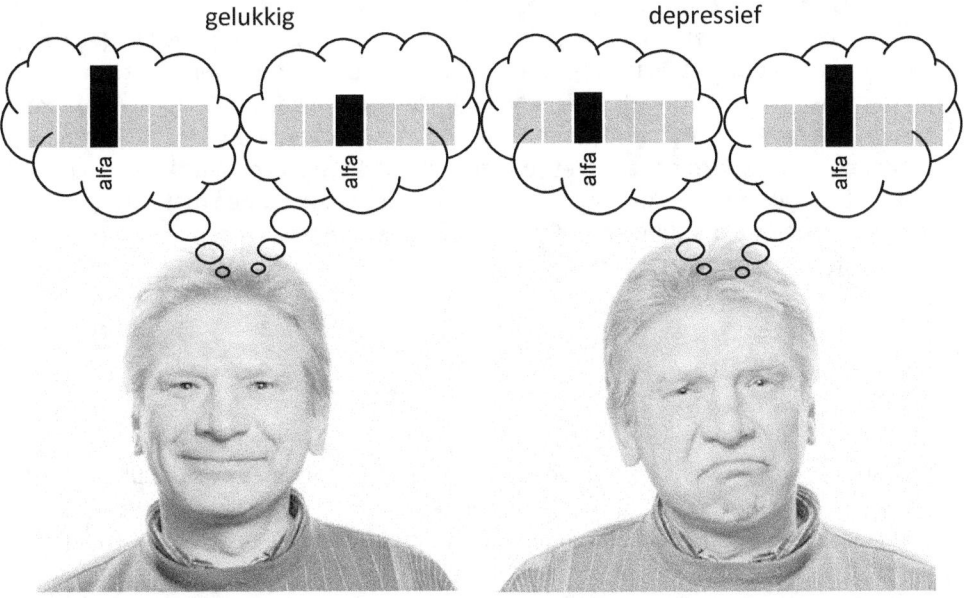

Figuur: hersenactiviteit bij geluk en depressie. Uit onderzoek blijkt dat bij personen die gelukkig zijn de linker voorste hersenhelft meer actief is dan de rechter. Bij personen met depressie is dit patroon precies omgekeerd. In het QEEG-profiel is dit te zien als verschillende waardes voor alfagolven links en rechts. Hogere alfagolven betekent dat een gebied minder geactiveerd wordt.

Behalve de alfa-asymmetrie kunnen personen met depressie ook andere QEEG-profielen laten zien, zoals een verhoging van langzame golven (deltagolven) op allerlei locaties. Ook kunnen heel snelle golven (bèta2-golven) verhoogd zijn. Dit komt vooral voor bij mensen met een zogenaamde uitputtingsdepressie, waarbij langdurige stress is uitgemond in een depressie. De alfa-asymmetrie wordt minder bij oudere personen. De behandelaar moet daarom bij de interpretatie van de QEEG-meting goed rekening houden met de leeftijd van de persoon. Het QEEG-profiel kan bij depressie goed worden gebruikt om de mogelijke effecten van medicatie vooraf in te schatten. Ook kan het effect van medicatie al na 1 tot 2 weken worden gemeten met QEEG, terwijl de patiënt meestal pas na 5-6 weken de eerste effecten merkt. Hierdoor kunnen medicijnen die niet, of niet goed werken, eerder worden vervangen of kan de dosis eerder worden aangepast.

Aangezien de asymmetrie van alfagolven in de voorste delen van de hersenen de belangrijkste marker is voor depressie, is dit ook de basis voor neurofeedback. Bij neurofeedback leren personen om hun alfagolven aan de linkerkant van de hersenen te verminderen door het krijgen van positieve feedback op momenten dat de alfagolven afnemen op deze plek. Omdat het vooral gaat om het activeren van de linkerkant, worden ook vaak andere langzame golven verminderd en snelle golven verhoogd door neurofeedback. Hierdoor worden de depressieve gevoelens minder, wat vaak 1 tot 5 jaar kan aanhouden. Ook mensen met andere stemmingsstoornissen kunnen met dezelfde neurofeedbackprotocollen worden getraind. Personen met vermijdend gedrag blijken al na minder dan 10 sessies meer energie en zelfvertrouwen te hebben.

Angststoornissen

Zoals bij depressie al is beschreven, is de verhouding tussen de activiteit van het linker en rechter gedeelte van de voorste hersendelen (frontale schors) een belangrijke indicator voor stemmingsstoornissen. Bij depressie is links minder actief dan rechts. Personen met angststoornissen laten een overactieve rechterkant zien bij QEEG-metingen, wat gepaard gaat met angst. Ook snellere golven, zoals bèta- en gammagolven, kunnen voorkomen bij personen met angststoornissen en hebben dan meestal te maken met piekergedrag en negatieve emoties.

Neurofeedback bij personen met angststoornissen zorgt voor verminderde activiteit van de rechter frontale (voorste) hersenhelft, waardoor angstklachten afnemen. Het verhogen van alfagolven ten opzichte van thetagolven heeft ook positieve effecten. Dit is onderzocht bij musici die na neurofeedback minder angstig waren voor optredens.

Stress en PTSS

Stress is een moeilijk te definiëren ziektebeeld. Het is ook geen duidelijke diagnose zoals depressie of angststoornis. Meestal wordt stress in kaart gebracht met vragenlijsten die de mate van ervaren stress meten, aangezien er nog geen objectieve metingen van stress mogelijk zijn. Uit hersenmetingen wordt wel steeds duidelijker dat algemeen verhoogde stress gepaard gaat met verhoogde activiteit in allerlei gebieden in de hersenen. In het QEEG is dit te zien als toename van snelle golven (bètagolven) tijdens stressvolle taken en zelfs tijdens rust. Tijdens stressvolle taken zijn ook langzame golven minder aanwezig en alfagolven worden onderdrukt, wat allemaal betekent dat de hersenen dan hyperactief zijn, wat ook wel hyperarousal wordt genoemd. In deze toestand zijn de hersenen klaar om te reageren en wordt alle aandacht gericht op de stressvolle taak. Uit onderzoek blijkt dat de hersenen optimaal functioneren als ze goed kunnen switchen tussen verschillende taken, maar tijdens stress is dit niet meer mogelijk en blijven de hersenen steeds geconcentreerd op de stressvolle taak. Uit nieuwe QEEG-analyses blijkt dat deze toestand ook niet goed is voor de geheugenfunctie. Bepaalde medicamenten verlagen deze algehele activiteit van het brein, wat in het QEEG te zien is als een verlaging van de snelle bètagolven.

Een groeiende groep personen met stress-stoornissen wordt gediagnosticeerd als Post Traumatische Stress Stoornis (PTSS). De patronen die bij deze personen in hersenmetingen worden gevonden, lijken heel erg op de eerder beschreven patronen bij mensen met chronische stress. Vaak komen bij mensen met PTSS naast de verhoogde snelle golven ook verhogingen van langzame golven (thetagolven) tegelijkertijd voor, wat mogelijk een verklaring is voor het voorkomen van moeheid bij deze groep.

Alhoewel steeds meer wetenschappelijke studies stress-gerelateerde klachten kunnen koppelen aan veranderde activiteit van het brein, is het effect van neurofeedback bij stress nog onvoldoende onderzocht. In de praktijk blijkt dat neurofeedback wel succesvol wordt toegepast bij personen met stress, maar er is nog geen gecontroleerde studie uitgevoerd. De meest beschreven en uitgevoerde behandeling bij stress bestaat uit het onderdrukken van de snelle golven (bètagolven), waardoor de activiteit van het brein en daarmee de stressperceptie afneemt. Bij PTSS is wel een gecontroleerde studie uitgevoerd en hebben onderzoekers aangetoond dat neurofeedback leidt tot minder klachten vergeleken met een controlegroep die geen neurofeedback krijgen. De verbeteringen door neurofeedback waren na 2,5 jaar nog steeds aanwezig.

Slaapstoornissen

Tot voor kort werden hersenmetingen bij mensen met slaapproblemen alleen uitgevoerd tijdens de slaap in een slaaplaboratorium. Uit recent onderzoek blijkt echter dat slaapproblemen ook overdag leiden tot veranderingen in de activiteit van de hersenen. Deze veranderingen kunnen worden gemeten met QEEG. Normaal gesproken verhoogt het brein de activiteit tijdens taken, zoals aandachtstaken. Bij mensen met slaapproblemen verlaagt de activiteit van de hersenen echter tijdens taken, vergeleken met rustmetingen. Personen met verhoogde stress blijken een verhoogde activiteit te hebben voordat ze gaan slapen, waardoor de hersenen actief blijven op het moment dat ze eigenlijk minder actief moeten gaan worden en zich moeten voorbereiden op de slaap. Deze verhoogde activiteit blijft overdag én 's nachts bestaan waardoor deze vorm van slapeloosheid bij mensen met stress ook leidt tot veranderingen in het slaapritme. Mensen worden sneller wakker 's nachts en zijn daardoor overdag nog steeds moe.

Het uitvoeren van neurofeedback bij slaapstoornissen is sterk afhankelijk van de voormeting en de klachten van de patiënt. Er bestaat geen vast protocol vanwege de vele oorzaken die ten grondslag kunnen liggen aan slaapstoornissen. Mensen met continu verhoogde activiteit in rust kunnen met neurofeedback hun overactiviteit overdag trainen in de vorm van het onderdrukken van snelle golven (bèta2-golven). Hierdoor zijn de hersenen minder actief bij het slapen gaan waardoor het inslapen sneller verloopt. Het trainen van andere golven, zoals theta en SMR, is zinvol bij personen met slaapstoornissen zonder stress.

Schizofrenie

Schizofrenie is één van de ziektebeelden waarin het steeds duidelijker wordt dat de samenwerking tussen verschillende hersendelen niet goed verloopt, wat voor een groot deel samenhangt met de ervaren klachten. Uit hersenmetingen blijkt dit samen te hangen met het minder voorkomen van gammagolven. Gammagolven zijn hersengolven die nog sneller zijn dan bètagolven en zijn vooral verantwoordelijk voor de communicatie tussen hersengebieden. Naast deze verminderde koppeling worden bepaalde delen van de hersenen bij personen met schizofrenie ook meer geremd tijdens bepaalde taken. Deze remming is te zien als verhoogde alfagolven in QEEG-metingen die samengaan met verminderde doorbloeding. De QEEG-profielen zijn echter niet bij alle schizofreniepatiënten gelijk. Schizofrenie wordt op basis van de klachten ingedeeld in verschillende groepen en de QEEG-profielen blijken bij deze groepen ook verschillend te zijn.

Schizofrenie gaat vaak gepaard met psychoses. Psychoses zijn in de QEEG-meting te zien als overactiviteit van de rechter voorkant van de hersenen (rechter frontale schors). Deze overactiviteit is een algemeen kenmerk van psychoses, onafhankelijk van het ziektebeeld waarbij de psychose voorkomt. Dus een psychose bij depressie of schizofrenie laat hetzelfde QEEG-profiel zien.

Neurofeedback bij schizofreniepatiënten kan moeilijk zijn door de problemen die deze patiënten vaak ondervinden op het gebied van aandacht en motivatie. Het blijkt dan ook dat het trainen van de hersenactiviteit met neurofeedback weliswaar mogelijk is, maar vaak langer duurt. Van de effecten van feedback van gammagolven is nog weinig bekend, waardoor de behandeling bij schizofrenie meestal bestaat uit het verbeteren van de samenwerking tussen de linker en rechter hersenhelft. De langetermijn-effecten van neurofeedback bij schizofrenie zijn nog niet bekend.

Hoofdpijnen

Diverse soorten hoofdpijnen laten veranderingen zien in de activiteit van de hersenen. Het meest onderzocht en behandeld met neurofeedback is migraine. Een migraine-aanval gaat meestal gepaard met afwijkende hersenactiviteit. Ook tussen twee aanvallen, wanneer de patiënt geen klachten heeft, is de activiteit vaak afwijkend. Het meest opvallend is de verhoogde activiteit van het brein voor en tijdens een aanval, en de verlaagde activiteit na een aanval. In het QEEG is dit te zien als het veelvuldig voorkomen van zeer trage golven, SCP's, die duiden op overactiviteit (negatieve SCP) of onderactiviteit (positieve SCP) van het brein. Bovendien komen tijdens een aanval ook snelle golven (bèta2-golven) voor, die ook duiden op overactiviteit van de hersenen. Vooral de negatieve SCP's tijdens de aanvallen zijn een belangrijke trainingsparameter voor neurofeedback. Aangezien deze ook kunnen voorkomen in aanvalsvrije periodes, kan dan dus ook getraind worden. De patiënt krijgt positieve feedback op momenten dat de SCP's niet aanwezig zijn en negatieve feedback op momenten dat de SCP's ontstaan. De hersenen leren hierdoor de activiteit beter te reguleren, waardoor de kans op een migraine-aanval afneemt. In het begin van het behandeltraject merkt de patiënt wel nog dat een aanval eraan lijkt te komen, maar deze zet niet door. Na enkele sessies is er nog een gevoel van moeheid te bespeuren op momenten dat eigenlijk een migraine-aanval zou plaatsvinden. Neurofeedback van SCP's gaat relatief snel: binnen 10 behandelingen leidt neurofeedback al tot een afname van de frequentie van aanvallen. Het effect van neurofeedback bij hoofdpijn is onderzocht bij zowel volwassenen als kinderen. Ook andere vormen van neurofeedback waarbij de algemene activiteit van het brein wordt verminderd, zoals het onderdrukken van snelle golven (bèta2-golven) resulteert volgens onderzoekers in een afname van het aantal aanvallen en de duur en intensiteit van de hoofdpijn.

Neurologische ziektebeelden

De hersenactiviteit wordt van oudsher gemeten met een EEG-meting. De EEG-meting vormt de basis van het QEEG en neurofeedback, maar kan ook apart worden bekeken. Het EEG laat de vorm van de hersengolven zien en sommige ziektebeelden gaan gepaard met afwijkende vormen in het EEG. Epilepsie is hier het bekendste voorbeeld van. Ook het QEEG kan afwijkend zijn bij epilepsie en daarmee de basis vormen voor neurofeedback. Een epileptisch insult lijkt qua hersenactiviteit op een migraine-aanval omdat voor het insult de hersenen verhoogd actief zijn. Met name de motorische gebieden zijn bij epilepsie verhoogd actief en worden ook gemakkelijker ontregeld dan normaal. QEEG bij epilepsie is met name gericht op het in kaart brengen van deze verhoogde activiteit. Neurofeedback is gericht op het verlagen van de activiteit en daarmee het verlagen van de gevoeligheid van de motorische gebieden voor epileptische insulten.

Epilepsie is het eerste ziektebeeld waarbij de effecten van neurofeedback zijn onderzocht. De eerste proefpersonen hebben training ondergaan van hun motorische gebieden in de vorm van SMR-training. Nu, ruim 40 jaar later, wordt SMR-training nog steeds succesvol toegepast voor het verminderen van insulten. De laatste jaren wordt echter steeds meer gebruik gemaakt van de reeds eerder genoemde SCP-training. Hierbij trainen patiënten de zeer langzame golven van hun hersenen, waarbij ze in staat zijn om de mate van activiteit en de mate en snelheid van reageren van het brein te reguleren. Behalve het verminderen van de activiteit en reactiviteit worden patiënten nu ook getraind om hun motorische gebieden via neurofeedback extra te remmen. Dit resulteert in een afname van insulten, zelfs bij patiënten die niet of nauwelijks reageren op medicatie. Bij patiënten waarbij epileptische insulten beginnen in bepaalde gebieden werkt neurofeedback niet of nauwelijks. De QEEG-voormeting moet daarom op meerdere locaties worden uitgevoerd om vooraf al te kunnen bepalen of de behandeling wel zinvol is.

Neurologische ziektebeelden zoals beroerte en Traumatic Brain Injury (TBI, hersenkneuzing) gaan vaak gepaard met afwijkende activiteit in delen van de hersenen. Deze afwijkende activiteit is echter meestal niet specifiek, wat betekent dat de ziektebeelden moeilijk te onderscheiden zijn van elkaar en van andere ziektebeelden. De metingen laten dan zien dat de hersenenactiviteit anders is, maar niet welk ziektebeeld hierbij past. Dit heeft onder andere te maken met de grote verscheidenheid aan klachten en veranderingen die in de hersenen kunnen optreden na een trauma. Een beroerte kan bijvoorbeeld op diverse plekken in het brein gebeuren en de schade aan zenuwcellen is zeer divers tussen patiënten. Zowel na een beroerte als na een TBI komen veel langzame golven voor boven en rondom de plek in de hersenen waar de zenuwcellen zijn aangetast. In gebieden die niet of minder zijn aangetast is de activiteit van de hersenen vaak verhoogd. Uit de QEEG-meting komt dan naar voren dat er veel snelle golven (bèta2-golven) aanwezig zijn. Door deze verhoogde activiteit kunnen goed functionerende gebieden in de hersenen compenseren voor gebieden die zijn aangedaan door de beroerte of TBI. Indien de hersenen blijvende schade hebben opgelopen is dit vaak zichtbaar als alfagolven die langzamer zijn dan normaal. Als een persoon rustig zit met de ogen gesloten, zullen diverse hersengebieden alfagolven laten zien die normaal 10 keer per seconde voorkomen. Na schade aan de hersenen kunnen deze golven nog steeds voorkomen maar met een langzamer ritme van bijvoorbeeld 8 keer per seconde.

De QEEG-meting is voorspellend voor het herstel na een beroerte of TBI. Vooral de verhouding tussen langzame deltagolven en alfagolven op alle locaties op het hoofd voorspelt de verbetering tijdens revalidatie. Bij patiënten met taalstoornis door een beroerte (afasie) is het QEEG-profiel ook voorspellend voor de prognose. Hoe beter de hersenen zijn geactiveerd, hoe beter de prognose voor het herstel van de problemen rondom afasie.

Neurofeedback bij patiënten met een beroerte of TBI is meestal gericht op het activeren van hersengebieden die minder goed functioneren. Meestal bestaat de behandeling uit het onderdrukken van langzame delta- en vooral thetagolven en het stimuleren van snelle bèta1-golven. Bij TBI is het effect van neurofeedback meer onderzocht dan bij beroerte. Uit diverse studies blijkt bij patiënten 70% van de klachten te verbeteren. Er zijn wel hiervoor meestal minimaal 19 sessies nodig. Klachten die kunnen verbeteren zijn concentratie, geheugen, overgevoeligheid voor licht en geluid, hoofdpijn en duizeligheid. Omdat de afwijkende activiteit bij zowel beroerte als TBI niet specifiek voor deze ziektes is (algemene onderactiviteit bij beide) is een QEEG-voormeting van groot belang om de locatie op het hoofd te bepalen waar getraind dient te worden en om de afwijkende golven op die locatie te vinden.

QEEG-profielen bij patiënten met de ziekte van Parkinson worden ook gekenmerkt door vertraagde activiteit die te meten is op alle locaties van het hoofd. Deze activiteit wordt gekenmerkt door veel langzame delta- en thetagolven en weinig snelle bètagolven. Het komt echter ook voor dat de motorische gebieden overactief zijn. Dit heeft te maken met de verminderde remming op de motorische gebieden door gebieden dieper in de hersenen. Normaal gesproken remmen deze gebieden de motoriek zodat nauwkeurige bewegingen goed worden uitgevoerd. Als de remming wegvalt door de ziekte van Parkinson lijken de motorische gebieden ontregeld en wordt het bewegen slechter. Het effect van neurofeedback bij Parkinson is nog weinig onderzocht. Het verbeteren van de remming boven de motorische gebieden lijkt te leiden tot betere controle over de bewegingen, maar er zijn meer studies nodig om deze effecten beter te onderbouwen.

Dementiële beelden zoals de ziekte van Alzheimer leiden tot achteruitgang van gebieden in de hersenen. Net zoals bij TBI is deze achteruitgang te zien als een vertraging van de alfagolven in de eerste fase van het ziektebeeld. De alfagolven komen dan minder dan 10 keer per seconde voor. Alhoewel de effecten van neurofeedback niet goed zijn onderzocht bij dementie zijn veel therapeuten en wetenschappers het erover eens dat het trainen van deze langzame alfagolven (peak performance training) effectief kan zijn voor het verbeteren van het geheugen of het minder snel achteruit laten gaan van het geheugen.

Chronische moeheid en fibromyalgie

Bij patiënten met chronische moeheid en fibromyalgie gaan klachten meestal samen met veranderingen in de hersenen. In het algemeen blijkt dat de hersenen minder geactiveerd worden bij beide groepen, wat in QEEG-metingen te zien is als meer delta- en thetagolven dan normaal. Patiënten met chronische moeheid hebben deze onderactiviteit vooral aan de voorkant van de hersenen. Bij fibromyalgie zijn deze langzame golven meer aanwezig naarmate er meer klachten zijn. De QEEG-profielen bij fibromyalgie hangen ook samen met de slaapstoornissen die deze patiënten vaak hebben. Omdat de hersenen 's nachts alerter zijn, worden patiënten vaker wakker door bijvoorbeeld omgevingsgeluiden.

Zowel bij chronische moeheid als bij fibromyalgie laten steeds meer studies de positieve effecten van neurofeedback zien. Als patiënten met neurofeedback de activiteit van hun brein kunnen verhogen, neemt de moeheid af. Patiënten met fibromyalgie kunnen de alfagolven verlagen met neurofeedback wat leidt tot betere slaappatronen. Maar ook klachten zoals spierpijn, hoofdpijn en moeheid kunnen bij deze groep verbeteren. Bovendien worden bij beide groepen symptomen die lijken op depressie of angsten minder na neurofeedback. Onderzoekers hebben aangetoond dat neurofeedback waarbij stroompjes op het hoofd worden gebracht (zogenaamde LENS-methode) niet effectief is bij fibromyalgie. Neurofeedback van snellere golven (SMR) blijkt wel een positief effect te hebben dat groter is dan medicatie. Onderzoekers hebben na 10 sessies de eerste positieve effecten gevonden, na 20 sessies waren de effecten maximaal. In dit onderzoek kregen de patiënten echter maximaal 20 sessies, waardoor het effect van meer behandelingen niet is onderzocht.

Chronische pijn

Pijn is moeilijk te meten in de hersenen. Bij chronische pijn is vaak het hele brein meer geactiveerd dan normaal. In het QEEG zijn de langzame golven dan minder aanwezig, terwijl de snelle golven meer prominent aanwezig zijn. Neurofeedback bij patiënten met chronische pijn heeft als doel deze overactiviteit te verminderen. Hierdoor vermindert de pijn en andere symptomen die met de pijn samenhangen. Het lijkt erop dat er minder behandelingen nodig zijn bij chronische pijn dan bij andere ziektebeelden, maar verdere onderzoeken moeten het effect van neurofeedback bij pijn nog beter onderbouwen.

Verslavingen

Voor veel mensen ligt de inzet van neurofeedback bij verslavingen niet voor de hand. Toch kan neurofeedback voor deze doelgroep succesvol worden ingezet. Dit heeft te maken met veranderingen in het voorste deel van het brein die gezien worden bij verslaving. Dit voorste deel, ook wel frontale schors genoemd, werkt minder goed. Normaal gesproken zorgt de frontale schors voor remming van gedrag, zodat gedrag niet ontspoort. Bij een verslaving is deze remming echter veel minder waardoor de rem wegvalt en de persoon steeds op zoek gaat naar verslavende middelen. Cocaïne leidt bijvoorbeeld tot een lagere activiteit in deze voorste gedeeltes. Na het afkicken blijven de ontregelingen in de voorste gebieden nog maandenlang bestaan, maar er komen dan ook nog snelle golven (bèta2-golven) bij die waarschijnlijk te maken hebben met de stress die ervaren wordt. Als personen na een revalidatietraject nog steeds verhoogde bèta2-golven in de voorste gebieden hebben dan is de kans op terugval groot.

Aangezien verslavingen vaak gepaard gaan met andere psychiatrische ziektebeelden, wordt neurofeedback bij verslavingen vrijwel altijd aangeboden in combinatie met andere behandelingen. Het effect van neurofeedback is bij diverse verslavingen onderzocht. De behandeling wordt bij de meeste verslavingen uitgevoerd op de voorste delen van de hersenen. Aangezien deze delen minder geactiveerd zijn bij verslavingen is het doel van neurofeedback het activeren door het onderdrukken van langzame golven (thetagolven) en het stimuleren van snelle golven (SMR en bèta1). De behandelingen worden echter toegespitst op het soort verslaving. Personen met een verslaving van stimulerende middelen (zoals metamphetamine) krijgen bijvoorbeeld SMR- en bèta1-neurofeedback die eerder bij de behandeling van ADHD is beschreven.

Overige medische aandoeningen

Een aantal ziektes en klachten die niet direct psychisch zijn, kunnen toch leiden tot veranderingen in de hersenen en dus QEEG-profielen. Er zijn veel meer studies die deze veranderingen hebben beschreven dan dat er studies zijn die het effect van neurofeedback hierbij hebben onderzocht. Een ziektebeeld dat al een aantal keren is onderzocht is oorsuizen of tinnitus. Neurofeedback wordt bij mensen met oorsuizen meestal uitgevoerd boven gebieden waar geluiden worden verwerkt. Hierbij worden alfagolven omhoog getraind waardoor de storende geluiden minder worden waargenomen. Neurofeedback werkt nog beter als daarnaast ook de activiteit in de voorste gebieden wordt verhoogd door het verlagen van deltagolven.

Er bestaan ook studies die positieve effecten van neurofeedback beschrijven bij balansproblemen, incontinentie en slikproblemen. De behandeling wordt dan uitgevoerd met elektrodes op het achterhoofd. De positieve effecten in deze studies werden echter niet vergeleken met een controlegroep van patiënten die geen behandeling of een placebobehandeling kregen. Hierdoor is het niet duidelijk of de effecten veroorzaakt worden door neurofeedback. Hetzelfde geldt voor patiënten met diabetes mellitus type I, waarbij neurofeedback zorgt voor een hogere levenskwaliteit en minder insulinebehoefte. De positieve effecten zijn slechts onderzocht bij enkele patiënten, waardoor het echte effect van neurofeedback niet kan worden vastgesteld.

3. Kwaliteitszorg bij neurofeedback

Neurofeedback is een relatief nieuwe behandelvorm waarvoor nog geen (inter)nationale richtlijnen bestaan. Het is ook nog geen vak dat standaard gedoceerd wordt aan opleidingen voor (para)medici of psychologen. Wel wordt veel informatie via bladen en vooral internet verspreid. Hierdoor is het voor patiënten moeilijk om te bepalen of neurofeedback wel geschikt is voor hun klachten. Bovendien is het maken van een keuze voor een bepaalde behandelaar niet eenvoudig omdat er geen standaard certificaat bestaat voor neurofeedbackbehandelaars. Daarom wordt in dit hoofdstuk een overzicht gegeven van de kwaliteitseisen voor neurofeedback, die beschreven worden vanaf de kwaliteit van de behandelaar zelf tot en met de kwaliteit van gebruikte apparatuur en software.

De behandelaar

De effectiviteit van neurofeedback valt of staat met de kunde en ervaring van de behandelaar. Op de eerste plaats dient een behandelaar een gedegen scholing te hebben op (para)medisch of psychologisch vlak. Het zijn dan ook meestal artsen, psychologen of therapeuten die neurofeedback aanbieden. Neurofeedback heeft in de praktijk vaak een voorwaarde scheppende functie: de behandelaar verbetert de hersenfunctie met neurofeedback, waarna de patiënt eventueel verder kan worden behandeld met behandelingen waarin de behandelaar geschoold is. Het is niet raadzaam om behandelingen te ondergaan bij personen die geen vooropleiding in de (para)medische zorg of psychologie hebben, aangezien in de meeste neurofeedback-opleidingen geen volledig medisch vakkenpakket zit, maar wordt uitgegaan van een goede basiskennis op het gebied van anatomie, fysiologie, pathologie (ziekteleer) en psychologie. Naast een goede vooropleiding is natuurlijk ook ervaring in de omgang met patiënten vereist. Alhoewel neurofeedback als therapie sterk afhankelijk is van apparatuur en computers, is de interactie tussen behandelaar en patiënt toch steeds de belangrijkste factor in de behandeling. Net zoals bij ieder leerproces zijn de leereffecten bij neurofeedback afhankelijk van de motivatie van de patiënt. Als de behandelaar de patiënt niet goed kan motiveren tijdens de behandeling zal het effect van neurofeedback verre van optimaal zijn. Ook ervaring met het uitvoeren en stroomlijnen van een goed intakegesprek is van groot belang. De behandelaar moet goed inzicht krijgen in de klachten en de zogenaamde centrale hulpvraag van de patiënt: waarom komt de patiënt voor behandeling? In de meeste (para)medische opleidingen komt het afnemen van zo'n vraaggesprek uitgebreid aan de orde. Deze kennis en ervaring vormen de basis voor het vraaggesprek bij een intake voor neurofeedback.

Scholing op het gebied van QEEG en neurofeedback

Als de behandelaar een vooropleiding heeft die voldoet aan de boven gestelde eisen dan kan hij niet zo maar met neurofeedback-behandelingen beginnen. Neurofeedback is gebaseerd op hersenmetingen (EEG) waarmee berekeningen worden uitgevoerd (QEEG) en waarvan bepaalde golven worden getraind in de vorm van neurofeedback. De kennis rondom QEEG en neurofeedback is zo nieuw en specifiek dat deze niet aan bod komt in standaardopleidingen zoals geneeskunde of psychologie. Daarom is een extra opleidingtraject nodig. Dit gaat verder dan het leren omgaan met apparatuur en software, maar begint meestal met lessen over de hersenen: hoe werken de hersenen en hoe kan dit aan de buitenkant gemeten worden? In een typische opleiding komen vervolgens allerlei aspecten van meten aan bod. Niet iedere meting is goed; vaak worden hersenmetingen vertroebeld door ruis van bijvoorbeeld bewegingen van de patiënt. De behandelaar moet in de hersensignalen (EEG-signalen) kunnen herkennen of het signaal echt afkomstig is uit de hersenen of dat het vooral uit ruis bestaat. Pas als duidelijk is hoe een goed signaal er uitziet en hoe gezorgd kan worden voor een betrouwbare meting kan gestart worden met het leren uitvoeren en interpreteren van een QEEG-meting.

Hiervoor dient de behandelaar te leren op welke manier de hersengolven berekend worden en wat de verschillende golven betekenen: welk aandeel hebben delta- en thetagolven normaal gesproken, is het normaal dat bèta1-golven verhogen tijdens een aandachtstaak, enzovoort. Als de behandelaar weet hoe een meting goed wordt uitgevoerd en welke golven te zien zijn, wordt geleerd welk ziektebeeld en welke klachten gepaard gaan met welke afwijkingen in het QEEG. Van de hier besproken ziektebeelden dient de behandelaar te weten wat het ziektebeeld inhoudt en hoe een typisch QEEG-profiel eruit ziet. Pas wanneer dit bekend is, kan gestart worden met het uitvoeren en leren van neurofeedback.

Een behandelaar die neurofeedback uitvoert dient dus altijd kennis te hebben van EEG-signalen (wat is ruis, wat is echt), van QEEG-profielen (wat is afwijkend, wat is normaal) en van behandelprotocollen die zinvol zijn bij bepaalde klachten en ziektebeelden. Tijdens de scholing leert de behandelaar welke onderzoeken hebben aangetoond dat QEEG-profielen samenhangen met ziektebeelden en welke onderzoeken hebben aangetoond bij welke ziektebeelden vervolgens neurofeedback positieve effecten heeft. Hierdoor is de behandelaar op de hoogte van de wetenschappelijke onderbouwing van QEEG en neurofeedback. Het behandelen op basis van kennis uit de wetenschap wordt *evidence based* genoemd en neemt een steeds belangrijkere plaats in binnen de reguliere en alternatieve gezondheidszorg.

Tenslotte dient in een goed opleidingstraject aandacht te worden besteed aan kwaliteitszorg. De behandelaar leert hoe uitkomsten van de intake (vraaggesprek, vragenlijsten, QEEG-profiel) leiden tot behandelprotocollen. Ook het meten van de effectiviteit van een behandeling dient te worden onderwezen, zodat de behandelaar de patiënt iedere behandeling kan informeren over de voortgang van de behandeling. Neurofeedback is een zogenaamde kwantitatieve behandelmethode, wat betekent dat van iedere behandeling data worden vastgelegd (in de vorm van QEEG-profielen). Hierdoor kan aan het eind van iedere behandeling bepaald worden of de behandeling effect had en kan ook gekeken worden wat het effect van alle behandelingen tot nu toe is. De technieken om de effecten te bepalen krijgt de behandelaar tijdens het scholingstraject geleerd.

De meeste scholingstrajecten duren meerdere dagen of weken en worden afgesloten met een toets waarin de theoretische kennis wordt getoetst. Bij sommige opleidingen wordt ook de praktische kennis getoetst waardoor de behandelaar blijk kan geven dat hij niet alleen weet hoe neurofeedback uitgevoerd zou moeten worden maar dit ook daadwerkelijk kan uitvoeren bij een patiënt. Er bestaan op dit moment nog geen opleidingen en toetsen die geaccrediteerd zijn door autoriteiten zoals een opleiding op een hogeschool of universiteit. Vraag daarom altijd bij uw behandelaar na bij welk instituut hij of zij geschoold is en kijk vervolgens wat de scholing inhoudt op bijvoorbeeld de website van het betreffende instituut. Normaal gesproken is bij ieder goed opleidingsinstituut inzage te krijgen in de toelatingseisen, het curriculum en de toetsingseisen van de scholing.

Er komen steeds meer onderzoeken naar QEEG en neurofeedback. Nieuwe onderzoeken leiden steeds weer tot nieuwe inzichten waarvan de behandelaar op de hoogte dient te zijn. Het is daarom belangrijk voor de behandelaar, net als in andere (para)medische disciplines, om zich steeds bij te laten scholen op nascholingen of congressen.

Apparatuur en software

Omdat neurofeedback gebaseerd is op hersenmetingen vormt de apparatuur en software de basis van iedere meting en behandeling die de behandelaar uitvoert. Het is van groot belang dat de patiënt zich vooraf informeert met welke apparatuur en software neurofeedback wordt uitgevoerd. Op de eerste plaats moet de apparatuur CE-gecertificeerd zijn als medisch meetapparaat. Dit betekent dat het apparaat veilig is voor de patiënt. Er zijn diverse apparaten uit de Verenigde Staten op de markt die niet gecertificeerd zijn. Deze zijn vaak te herkennen aan de zin "For personal use only" op het apparaat of in de bijbehorende handleiding. In principe dient neurofeedbackapparatuur te voldoen aan dezelfde eisen als EEG-apparatuur in het ziekenhuis. De apparatuur moet ook kunnen meten of de elektrodes goed aansluiten aan de hoofdhuid zodat de behandelaar direct ziet wanneer een elektrode losraakt.

De software dient ook aan bepaalde voorwaarden te voldoen. Tijdens iedere behandeling moet de behandelaar het EEG-signaal uit de hersenen kunnen zien. Het is niet zinvol om neurofeedback uit te voeren zonder het echte signaal uit de hersenen te bekijken, omdat de behandelaar dan niet meer kan bepalen of er ruis in het signaal is. Om de behandeling zo efficiënt mogelijk te laten verlopen moet een goed signaal gemeten worden, anders krijgt de patiënt feedback van allerlei signalen die niet uit de hersenen komen maar van storingsbronnen van binnen of buiten het lichaam. Natuurlijk zal dan geen leerproces plaatsvinden en zal neurofeedback niet de gewenste effecten hebben. Behalve het EEG-signaal moet de therapeut tijdens de neurofeedbacksessie ook continu het QEEG-profiel kunnen zien. Aangezien de patiënt tijdens een neurofeedbacksessie één of meerdere golven uit het QEEG traint, moet de behandelaar het verloop van deze golven kunnen volgen. Hij kan dan bepalen of de training niet te makkelijk of moeilijk is en indien nodig de behandeling bijstellen. Ook kan hij kijken of andere golven niet te laag of te hoog worden. Tenslotte moet de behandelaar ook het scherm van de patiënt in de gaten houden om te kijken of de animatie goed reageert op de hersenactiviteit. De behandelaar is als het ware een dirigent, die allerlei parameters (EEG, QEEG, neurofeedback) bekijkt en waar nodig bijstuurt terwijl de patiënt zelf ook in de gaten gehouden moet worden. Indien de behandelaar één van deze parameters niet ziet, kan de neurofeedbackbehandeling niet goed worden uitgevoerd.

In de software moet de behandelaar van iedere behandeling het QEEG-profiel kunnen berekenen. Op deze manier kan hij bepalen of de golf die getraind wordt ook daadwerkelijk verbetert ten opzichte van de andere, niet getrainde golven. Het volstaat niet om op basis van het kijken naar hersengolven en

QEEG-profielen te bepalen of de behandeling zinvol was, de behandelaar kan en dient dit te berekenen.

De analyses die gebruikt worden om golven te bereken uit de hersensignalen moeten al eens onderzocht zijn. Dit betekent dat alle berekeningen bekend moeten zijn zodat duidelijk is hoe in de software het QEEG wordt berekend en neurofeedback wordt uitgevoerd. Er bestaan neurofeedback-methodes waarbij de producent de gebruikte technieken niet vrijgeeft. Hierdoor weet de behandelaar niet hoe het QEEG en neurofeedback tot stand komen en kunnen de uitkomsten dus ook niet worden vergeleken met andere methodes. In bijna alle wetenschappelijke onderzoeken worden de gebruikte analysemethodes beschreven. De meeste softwarepakketten voor QEEG en neurofeedback zijn hierop gebaseerd.

Kwaliteitswaarborg en continue kwaliteitsverbetering

Een goede neurofeedbackpraktijk is steeds bezig met het verbeteren van de kwaliteit van de aangeboden metingen en behandelingen. Dit gebeurt door nascholing te volgen, met goede apparatuur en software te werken, alleen *evidence based* behandelingen aan te bieden (waar al onderzoek naar is uitgevoerd) en continu de effecten van de behandelingen te monitoren. Goede praktijken werken volgens vaste procedures. In deze procedures staat precies vermeld op welke manier een intake, behandeling en nameting moet worden uitgevoerd. Vaak zijn de procedures onderdeel van een (inter)nationaal erkend kwaliteitssysteem, zoals ISO. Indien een praktijk gecertificeerd is, voldoet het kwaliteitssysteem van de praktijk aan strenge kwaliteitseisen. Zo dient een behandelaar altijd bij de patiënt na te vragen wat hij of zij van de behandeling vond. Dit kan met vragenlijsten in de praktijk maar wordt ook steeds vaker online (bijvoorbeeld via een website) uitgevoerd. Het voordeel van een online enquête is dat de patiënt anoniem de gang van zaken in de praktijk kan evalueren. De behandelaar kan de uitkomsten van zo'n enquêtes gebruiken om de praktijkvoering te verbeteren. Ook dient de behandelaar een vast systeem te hebben voor het afhandelen van klachten.

Tot een kwaliteitssysteem van een praktijk behoort ook de praktijkruimte. De ruimte moet natuurlijk hygiënisch en netjes zijn, maar ook goed bereikbaar. Er moet voldoende parkeergelegenheid zijn en de praktijk dient te zijn voorzien van wachtruimte en toilet. Het is speciaal bij QEEG en neurofeedback belangrijk dat de praktijkruimte zo ruisvrij als mogelijk is. Als bijvoorbeeld grote machines in de omgeving staan, kan het EEG-signaal daardoor zo worden beïnvloed dat neurofeedback niet mogelijk is.

Zelfs wanneer een behandelaar werkt volgens vaste procedures kan het toch gebeuren dat bepaalde vormen van neurofeedback minder effectief blijken te zijn. Niet alle zaken die in de wetenschap worden gepubliceerd blijken in de praktijk te kloppen. Bovendien zijn klachten van patiënten vaak complexer dan de klachten en ziektebeelden die door onderzoekers worden onderzocht. Resultaten van onderzoeken geven daarom richting aan behandelingen met neurofeedback, maar de uiteindelijke behandelparameters moeten altijd worden afgestemd op de individuele patiënt. Daarom is het van belang om de effectiviteit van de behandelingen in iedere praktijk te monitoren. Dit gebeurt door de uitkomsten van alle vragenlijsten uit de voormetingen en nametingen met elkaar te vergelijken. Als bijvoorbeeld 40 patiënten met ADHD in een praktijk met neurofeedback zijn behandeld met protocol A en 60 met protocol B, dan kunnen de uitkomsten van de vragenlijsten laten zien welk protocol het beste was. Ook kunnen de uitkomsten van de hersenmetingen worden vergeleken zodat verbeteringen in het gedrag kunnen worden gekoppeld aan veranderingen in de hersenen. De behandelaar kan door het vastleggen van de uitkomsten van voor- en nametingen monitoren welke behandelprotocollen zinvol zijn en, nog belangrijker, nagaan welke protocollen minder of zelfs helemaal niet werken. Door het schrappen of herzien van de niet succesvolle protocollen van neurofeedback en het behouden van goede protocollen zal de kwaliteit van de behandelingen steeds beter worden. Deze methodiek wordt in de wetenschap *best practice* genoemd. Een goede behandelaar levert dus protocollen die gebaseerd zijn op wetenschappelijke studies (evidence based) en past deze aan en/of implementeert nieuwe protocollen op basis van effectmetingen (best practice). Op deze manier kunnen ook nieuwe behandelprotocollen ontstaan: als een behandelaar merkt dat een bepaald neurofeedbackprotocol werkt bij bepaalde klachten, dan kan hij dit protocol vaker uitproberen bij andere patiënten met dezelfde klachten. Als uit de analyse van de voor- en nameting blijkt dat het protocol inderdaad beter is dan andere protocollen, kan het worden opgenomen als nieuw behandelprotocol. In de toekomst zullen alle (para)medische disciplines op deze manier moeten werken, waarbij het effect van de behandelingen steeds moet worden bekeken en waar nodig behandelingen moeten worden bijgestuurd. Aangezien neurofeedback een relatief nieuwe behandelmethode is en helemaal is gebaseerd op metingen, is het een perfecte behandeling om meteen te starten met deze vorm van kwaliteitsverbetering. Vraag dus altijd bij uw behandelaar na hoe het kwaliteitssysteem eruit ziet en of de effectiviteit van aangeboden behandelingen wordt bekeken.

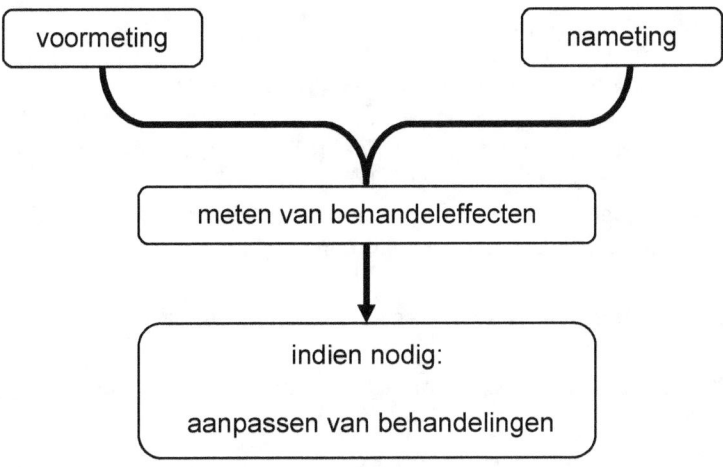

Figuur: overzicht van het monitoren van behandeleffecten en eventueel aanpassen van aangeboden behandelingen.

4. De toekomst van neurofeedback

Neurofeedback heeft nu al een stormachtige groei doorgemaakt. Deze groei heeft enerzijds geresulteerd in betere en meer onderbouwing vanuit de wetenschap en anderzijds in wildgroei van neurofeedback-aanbieders die mee willen liften op de groeiende bekendheid en het succes. De toekomst van neurofeedback als goed onderbouwde behandeling die een vaste plek binnen de medische zorg krijgt is daarom afhankelijk van een aantal zaken:

1) toekomstig onderzoek naar de effecten van neurofeedback

2) meer en betere onderbouwing van behandelprotocollen bij patiënten

3) richtlijnen voor apparatuur en software

4) richtlijnen voor metingen en behandelingen

5) implementatie van kwaliteitssystemen bij praktijken

1. Onderzoek naar de effecten van neurofeedback

De start is al gemaakt met studies waarin is aangetoond wat er verandert in de hersenen nadat mensen neurofeedback hebben ondergaan. Deze studies zullen zeker worden uitgebreid, waarbij een steeds beter theoretisch model ontstaat over de effecten van neurofeedback. Een belangrijke vraag hierbij is op welke manier de hersenen als geheel veranderen door neurofeedback, en in welke mate dit klachten en gedrag beïnvloedt. Er komt meer inzicht in de werking van het brein als geheel en hoe het brein anders functioneert bij klachten. Ook het effect van neurofeedback op deze globale functie moet verder worden onderzocht zodat betere protocollen kunnen worden ontwikkeld voor diverse ziektebeelden. Dit soort studies zal eerst worden uitgevoerd bij gezonde personen en daarna pas bij mensen met klachten.

2. Onderbouwing van behandelprotocollen bij patiënten

Zodra uit studies blijkt dat bepaalde neurofeedbackprotocollen wellicht zinvol zijn bij bepaalde patiënten, zullen alle studies moeten aantonen dat dit inderdaad het geval is bij grote groepen patiënten. Hiervoor worden gerandomiseerde klinische studies uitgevoerd (RCT's) waarin neurofeedback wordt vergeleken met bijvoorbeeld placebobehandelingen. De trend die nu al is ingezet zal hierbij verder worden uitgebreid, waarin ook het effect van neurofeedback bij nieuwe doelgroepen wordt onderzocht. Bovendien verschijnen de komende jaren de eerste studies waarin het effect van neurofeedback "dubbelblind" wordt onderzocht, wat betekent dat noch de patiënt, noch de behandelaar weet of er echte neurofeedback of nep-neurofeedback wordt gegeven. Nieuwe ontwikkelingen in software maken het mogelijk om dit soort onderzoek uit te voeren zodat de echte werking van neurofeedback kan worden onderscheiden van placebowerking. Behalve de onderzoeken naar de effectiviteit van neurofeedback bij psychische klachten zullen in de toekomst ook meer onderzoeken gepubliceerd worden naar de effecten bij mensen met neurologische ziektes. Deze ziektes zijn vaak complex en moeilijk behandelbaar, waardoor nu nog weinig bekend is van de effecten van neurofeedback. Nieuwe ontwikkelingen op het gebied van analyseren van hersensignalen maken het echter wellicht in de toekomst mogelijk om afwijkende patronen bij neurologische ziektes beter te detecteren en met neurofeedback te behandelen.

3. Richtlijnen voor apparatuur en software

Er bestaan internationale criteria voor de ontwikkeling van medische meetapparatuur. Aangezien QEEG en neurofeedback gebaseerd zijn op een medische meting (EEG-meting), dient alle apparatuur aan deze eisen te voldoen. De komende jaren zal de Europese Commissie ook strengere eisen introduceren voor de software die hoort bij medische meetapparatuur. Dit betekent dat niet iedereen zomaar een QEEG-meting of neurofeedback-software kan programmeren en gebruiken, maar dat deze dient te voldoen aan strenge kwaliteitseisen. Op dit moment is het nog vaak het geval dat QEEG- en neurofeedbacksoftware die gebruikt wordt in praktijken ooit is ontwikkeld door personen of bedrijven zonder dat de werking goed getest is. Natuurlijk willen patiënten zeker weten dat ze goed worden behandeld en dat de behandeling veilig is. Het is daarom belangrijk dat binnen afzienbare tijd iedere behandelaar alleen nog maar werkt met goed geteste apparatuur en software.

4. Richtlijnen voor metingen en behandelingen

Hoe meer onderzoeken het effect van neurofeedback aantonen bij diverse doelgroepen, hoe beter onderbouwd de therapie wordt. Studies naar neurofeedback zullen alleen maar toenemen in de toekomst. Toch is het niet zo dat neurofeedback voor iedere klacht of ziekte een goede behandeling is. Het is daarom belangrijk om richtlijnen op te stellen voor behandelaars waarin de klachten en ziektes staan die met neurofeedback kunnen worden behandeld. Bovendien dienen deze richtlijnen ook de juiste behandelprotocollen te bevatten. Hierdoor weet de behandelaar welke ziektes en klachten op welke manier behandeld dienen te worden met neurofeedback. Net zoals bij andere disciplines nationale en wereldwijde richtlijnen zijn opgesteld voor de behandeling van bepaalde ziektes, zal dit in de toekomst ook bij neurofeedback gebeuren.

5. Kwaliteitssystemen bij neurofeedbackpraktijken

Behandelaars zullen mee moeten evolueren met de ontwikkelingen in de gezondheidszorg, wat betekent dat ze zullen moeten aantonen dat ze werken volgens vaste procedures die gebaseerd zijn op inzichten vanuit de wetenschap. Bovendien dienen behandelaars te laten zien dat ze streven naar continue verbetering van de kwaliteit van de behandelingen die ze leveren aan de patiënten. Werken volgens erkende kwaliteitssystemen zal ook bij neurofeedback in de toekomst essentieel worden om de goede behandelaars en praktijken te onderscheiden van de minder serieuze collega's. Ook de zorgverzekeraars vinden het hebben van een kwaliteitssysteem steeds belangrijker, wat weer direct consequenties heeft voor de vergoedingen van neurofeedback voor patiënten.

Naast de bovengenoemde ontwikkelingen zal neurofeedback als sterk innovatieve behandelmethode natuurlijk ook niet hetzelfde blijven in de toekomst. Nu al zijn er onderzoekers die bezig zijn met het ontwikkelen van neurofeedbacktechnieken voor het behandelen van specifieke gebieden dieper in de hersenen. Deze gelokaliseerde vorm van neurofeedback kan zinvol zijn bij de behandeling van afwijkingen in kleine gebieden van de hersenen, zoals bij epilepsie of na een hersenoperatie. De patiënt krijgt dan op een beeldscherm feedback van één bepaald gebied in de hersenen en kan op die manier de activiteit van dit ene gebied selectief trainen. Ook nieuwe QEEG-analyses die nu al hebben laten zien dat ze nog nauwkeuriger ziektes kunnen herkennen zullen in de toekomst worden ingezet voor neurofeedback. Op dit moment zijn computers vaak nog te langzaam om direct feedback te geven van deze complexe berekeningen, maar over een paar jaar zal dit mogelijk zijn.

Neurofeedback zal ook steeds meer gebruikt worden voor het aansturen van software. Medische toepassingen hiervoor worden Brain Computer Interfaces (BCI) genoemd. Hierbij leren patiënten die niet meer kunnen bewegen en communiceren via neurofeedback om een cursor op een beeldscherm te bewegen. Steeds meer onderzoeksgroepen zijn bezig om op basis van deze hightech versie van neurofeedback patiënten weer te laten communiceren met de buitenwereld. Op dit moment zijn de mogelijkheden en dus ook de toepassingen van BCI's nog vrij beperkt, maar met de ontwikkeling van steeds snellere processoren in computers en nieuwe analysetechnieken is het waarschijnlijk dat al over enkele jaren goede BCI's op de markt komen.

Neurofeedback heeft ook zijn intrede gedaan in de wereld van computerspellen. Bepaalde aspecten van een computerspel, zoals kleuren of moeilijkheid van het spel, kunnen bepaald worden door hersenactiviteit. De gebruiker speelt het spel dan terwijl een elektrode is geplaatst op een bepaald deel van de hersenen. Dit is ook een vorm van neurofeedback, aangezien de gebruiker een koppeling leert te leggen tussen de spelervaring en zijn hersenactiviteit. Neurofeedback binnen de spelwereld wordt ook wel *serious gaming* genoemd, aangezien dit gebruikt kan worden om bijvoorbeeld aandachtsklachten via neurofeedback in computerspellen te verbeteren. In de toekomst zullen deze vormen van neurofeedback steeds vaker verschijnen waarbij de echte waarde van neurofeedback moeilijk te bepalen is. Bij serious gaming is er geen geschoolde behandelaar aanwezig om de elektrodes goed te bevestigen en de EEG-signalen en QEEG-profielen te beoordelen. Het blijft daarom moeilijk om te bepalen of veranderingen in het spel tijdens serious gaming gekoppeld zijn aan hersenactiviteit of het gevolg zijn van ruis door bijvoorbeeld bewegingen.

Literatuurlijst

Aftanas, L. I. and S. V. Pavlov (2005). "Trait anxiety impact on posterior activation asymmetries at rest and during evoked negative emotions: EEG investigation." Int J Psychophysiol 55(1): 85-94.

Aftanas, L. I., S. V. Pavlov, et al. (2003). "Trait anxiety impact on the EEG theta band power changes during appraisal of threatening and pleasant visual stimuli." Int J Psychophysiol 50(3): 205-212.

Allen, J. J., H. L. Urry, et al. (2004). "The stability of resting frontal electroencephalographic asymmetry in depression." Psychophysiology 41(2): 269-280.

Alper, K. R. (1999). "The EEG and cocaine sensitization: a hypothesis." J Neuropsychiatry Clin Neurosci 11(2): 209-221.

Alper, K. R., R. J. Chabot, et al. (1990). "Quantitative EEG correlates of crack cocaine dependence." Psychiatry Res 35(2): 95-105.

Alper, K. R., L. S. Prichep, et al. (1998). "Persistent QEEG abnormality in crack cocaine users at 6 months of drug abstinence." Neuropsychopharmacology 19(1): 1-9.

Andersen, S. B., R. A. Moore, et al. (2009). "Electrophysiological correlates of anxious rumination." Int J Psychophysiol 71(2): 156-169.

Angelakis, E., S. Stathopoulou, et al. (2007). "EEG neurofeedback: a brief overview and an example of peak alpha frequency training for cognitive enhancement in the elderly." Clin Neuropsychol 21(1): 110-129.

Arns, M., S. Peters, et al. (2007). "Different brain activation patterns in dyslexic children: evidence from EEG power and coherence patterns for the double-deficit theory of dyslexia." J Integr Neurosci 6(1): 175-190.

Ayers, M. E. (1999). Assessing and treating open head trauma, coma, and stroke using real-time digital EEG neurofeedback. . Introduction to quantitative EEG and neurofeedback. J. R. Evans and A. Abarbanel: 203-222.

Baehr, E., P. Rosenfeld, et al. (2001). "Clinical use of an alpha asymmetry neurofeedback protocol in the treatment of mood disorders: Follow-up study one to five years post therapy." Journal of Neurotherapy 4(4).

Baehr, E., P. Rosenfeld, et al. (2004). "Premenstrual dysphoric disorder and changes in frontal alpha asymmetry." Int J Psychophysiol 52(2): 159-167.

Ballaban-Gil, K. and R. Tuchman (2000). "Epilepsy and epileptiform EEG: association with autism and language disorders." Ment Retard Dev Disabil Res Rev 6(4): 300-308.

Barnea, A., A. Rassis, et al. (2005). "Effect of neurofeedback on hemispheric word recognition." Brain Cogn 59(3): 314-321.

Barry, R. J., A. R. Clarke, et al. (2003). "A review of electrophysiology in attention-deficit/hyperactivity disorder: I. Qualitative and quantitative electroencephalography." Clin Neurophysiol 114(2): 171-183.

Barry, R. J., A. R. Clarke, et al. (2002). "EEG coherence in attention-deficit/hyperactivity disorder: a comparative study of two DSM-IV types." Clin Neurophysiol 113(4): 579-585.

Batty, M. J., S. Bonnington, et al. (2006). "Relaxation strategies and enhancement of hypnotic susceptibility: EEG neurofeedback, progressive muscle relaxation and self-hypnosis." Brain Res Bull 71(1-3): 83-90.

Bauer, L. O. (2001). "Predicting relapse to alcohol and drug abuse via quantitative electroencephalography." Neuropsychopharmacology 25(3): 332-340.

Becerra, J., T. Fernandez, et al. (2006). "Follow-up study of learning-disabled children treated with neurofeedback or placebo." Clin EEG Neurosci 37(3): 198-203.

Begic, D., L. Hotujac, et al. (2000). "Quantitative EEG in 'positive' and 'negative' schizophrenia." Acta Psychiatr Scand 101(4): 307-311.

Begic, D., L. Hotujac, et al. (2001). "Electroencephalographic comparison of veterans with combat-related post-traumatic stress disorder and healthy subjects." Int J Psychophysiol 40(2): 167-172.

Bell, I. R., G. E. Schwartz, et al. (1998). "Differential resting quantitative electroencephalographic alpha patterns in women with environmental chemical intolerance, depressives, and normals." Biol Psychiatry 43(5): 376-388.

Bernier, R., G. Dawson, et al. (2007). "EEG mu rhythm and imitation impairments in individuals with autism spectrum disorder." Brain Cogn 64(3): 228-237.

Billiot, K. M., T. H. Budzynski, et al. (1997). "EEG patterns and chronic fatigue syndrome." Journal of Neurotherapy 2(2): 20-30.

Birbaumer, N., A. Ramos Murguialday, et al. (2009). "Neurofeedback and brain-computer interface clinical applications." Int Rev Neurobiol 86: 107-117.

Bjork, M. and T. Sand (2008). "Quantitative EEG power and asymmetry increase 36 h before a migraine attack." Cephalalgia 28(9): 960-968.

Bjork, M. H., L. J. Stovner, et al. (2009). "The occipital alpha rhythm related to the "migraine cycle" and headache burden: a blinded, controlled longitudinal study." Clin Neurophysiol 120(3): 464-471.

Blackhart, G. C., J. A. Minnix, et al. (2006). "Can EEG asymmetry patterns predict future development of anxiety and depression? A preliminary study." Biol Psychol 72(1): 46-50.

Bounias, M., R. E. Laibow, et al. (2001). "EEG-neurobiofeedback treatment of patients with brain injury: Part 1: Typological classification of clinical syndromes." Journal of Neurotherapy 5(4): 23-44.

Boynton, T. (2001). "Applied research using alpha/theta training for enhancing creativity and well-being." Journal of Neurotherapy 5(1-2): 5-18.

Bresnahan, S. M. and R. J. Barry (2002). "Specificity of quantitative EEG analysis in adults with attention deficit hyperactivity disorder." Psychiatry Res 112(2): 133-144.

Breteler, M. H., M. Arns, et al. (2010). "Improvements in spelling after QEEG-based neurofeedback in dyslexia: a randomized controlled treatment study." Appl Psychophysiol Biofeedback 35(1): 5-11.

Bruder, G. E., J. P. Sedoruk, et al. (2008). "Electroencephalographic alpha measures predict therapeutic response to a selective serotonin reuptake inhibitor antidepressant: pre- and post-treatment findings." Biol Psychiatry 63(12): 1171-1177.

Bruder, G. E., C. E. Tenke, et al. (2007). "Grandchildren at high and low risk for depression differ in EEG measures of regional brain asymmetry." Biol Psychiatry 62(11): 1317-1323.

Buckelew, S. P., D. E. DeGood, et al. (2009). "Awake EEG disregulation in good compared to poor sleepers." Appl Psychophysiol Biofeedback 34(2): 99-103.

Butnik, S. M. (2005). "Neurofeedback in adolescents and adults with attention deficit hyperactivity disorder." J Clin Psychol 61(5): 621-625.

Carabalona, R., P. Castiglioni, et al. (2009). "Brain-computer interfaces and neurorehabilitation." Stud Health Technol Inform 145: 160-176.

Carmody, D. P., D. C. Radvanski, et al. (2001). "EEG biofeedback training and Attention-Deficit/Hyperactivity Disorder in an elementary school setting." Journal of Neurotherapy 4(3).

Chabot, R. J., L. D. Gugino, et al. (1997). "QEEG and neuropsychological profiles of patients after undergoing cardiopulmonary bypass surgical procedures." Clin Electroencephalogr 28(2): 98-105.

Chabot, R. J., H. Merkin, et al. (1996). "Sensitivity and specificity of QEEG in children with attention deficit or specific developmental learning disorders." Clin Electroencephalogr 27(1): 26-34.

Chabot, R. J. and L. H. Sigal (1995). "QEEG and evoked potentials in central nervous system Lyme disease." Clin Electroencephalogr 26(3): 137-145.

Chan, A. S. and W. W. Leung (2006). "Differentiating autistic children with quantitative encephalography: a 3-month longitudinal study." J Child Neurol 21(5): 391-399.

Clarke, A. R., R. J. Barry, et al. (2001). "Age and sex effects in the EEG: differences in two subtypes of attention-deficit/hyperactivity disorder." Clin Neurophysiol 112(5): 815-826.

Clarke, A. R., R. J. Barry, et al. (2001). "EEG-defined subtypes of children with attention-deficit/hyperactivity disorder." Clin Neurophysiol 112(11): 2098-2105.

Clarke, A. R., R. J. Barry, et al. (2001). "Excess bèta activity in children with attention-deficit/hyperactivity disorder: an atypical electrophysiological group." Psychiatry Res 103(2-3): 205-218.

Clarke, A. R., R. J. Barry, et al. (2002). "EEG analysis of children with attention-deficit/hyperactivity disorder and comorbid reading disabilities." J Learn Disabil 35(3): 276-285.

Clarke, A. R., R. J. Barry, et al. (2002). "EEG differences between good and poor responders to methylphenidate and dexamphetamine in children with attention-deficit/hyperactivity disorder." Clin Neurophysiol 113(2): 194-205.

Clarke, A. R., R. J. Barry, et al. (2003). "Effects of stimulant medications on the EEG of children with Attention-Deficit/Hyperactivity Disorder Predominantly Inattentive type." Int J Psychophysiol 47(2): 129-137.

Coben, R. and T. E. Myers (2010). "The relative efficacy of connectivity guided and symptom based EEG biofeedback for autistic disorders." Appl Psychophysiol Biofeedback 35(1): 13-23.

Congedo, M., J. F. Lubar, et al. (2004). "Low-resolution electromagnetic tomography neurofeedback." IEEE Trans Neural Syst Rehabil Eng 12(4): 387-397.

Dawson, G., L. G. Klinger, et al. (1995). "Subgroups of autistic children based on social behavior display distinct patterns of brain activity." J Abnorm Child Psychol 23(5): 569-583.

De Carlo, L., B. Cavaliere, et al. (1999). "EEG evaluation in children and adolescents with chronic headaches." Eur J Pediatr 158(3): 247-248.

Debener, S., A. Beauducel, et al. (2000). "Is resting anterior EEG alpha asymmetry a trait marker for depression? Findings for healthy adults and clinically depressed patients." Neuropsychobiology 41(1): 31-37.

Dempster, T. and D. Vernon (2009). "Identifying indices of learning for alpha neurofeedback training." Appl Psychophysiol Biofeedback 34(4): 309-328.

Deslandes, A., H. Veiga, et al. (2004). "Quantitative electroencephalography (qEEG) to discriminate primary degenerative dementia from major depressive disorder (depression)." Arq Neuropsiquiatr 62(1): 44-50.

Deslandes, A. C., H. de Moraes, et al. (2008). "Electroencephalographic frontal asymmetry and depressive symptoms in the elderly." Biol Psychol 79(3): 317-322.

Deslandes, A. C., H. Veiga, et al. (2005). "Effects of caffeine on the electrophysiological, cognitive and motor responses of the central nervous system." Braz J Med Biol Res 38(7): 1077-1086.

Dohrmann, K., T. Elbert, et al. (2007). "Tuning the tinnitus percept by modification of synchronous brain activity." Restor Neurol Neurosci 25(3-4): 371-378.

Dohrmann, K., N. Weisz, et al. (2007). "Neurofeedback for treating tinnitus." Prog Brain Res 166: 473-485.

Doppelmayr, M., H. Isiosko, et al. (2007). "An attempt to increase cognitive performance after stroke with neurofeedback." Biofeedback 35(4): 126-130.

Drechsler, R., M. Straub, et al. (2007). "Controlled evaluation of a neurofeedback training of slow cortical potentials in children with Attention Deficit/Hyperactivity Disorder (ADHD)." Behav Brain Funct 3: 35.

Duff, J. (2004). "The usefulness of quantitative EEG (QEEG) and neurotherapy in the assessment and treatment of post-concussion syndrome." Clin EEG Neurosci 35(4): 198-209.

Egner, T. and J. H. Gruzelier (2003). "Ecological validity of neurofeedback: modulation of slow wave EEG enhances musical performance." Neuroreport 14(9): 1221-1224.

Egner, T. and M. B. Sterman (2006). "Neurofeedback treatment of epilepsy: from basic rationale to practical application." Expert Rev Neurother 6(2): 247-257.

Egner, T., E. Strawson, et al. (2002). "EEG signature and phenomenology of alpha/theta neurofeedback training versus mock feedback." Appl Psychophysiol Biofeedback 27(4): 261-270.

Egner, T., T. F. Zech, et al. (2004). "The effects of neurofeedback training on the spectral topography of the electroencephalogram." Clin Neurophysiol 115(11): 2452-2460.

Fernandez, T., T. Harmony, et al. (2007). "Changes in EEG current sources induced by neurofeedback in learning disabled children. An exploratory study." Appl Psychophysiol Biofeedback 32(3-4): 169-183.

Fernandez, T., W. Herrera, et al. (2003). "EEG and behavioral changes following neurofeedback treatment in learning disabled children." Clin Electroencephalogr 34(3): 145-152.

Fleischman, M. J. and S. Othmer (2005). "Case study: Improvements in IQ score and maintenance of gains following EEG biofeedback with mildly developmentally delayed twins." Journal of Neurotherapy 9(4).

Fox, D. J., D. F. Tharp, et al. (2005). "Neurofeedback: an alternative and efficacious treatment for Attention Deficit Hyperactivity Disorder." Appl Psychophysiol Biofeedback 30(4): 365-373.

Friel, P. N. (2007). "EEG biofeedback in the treatment of attention deficit hyperactivity disorder." Altern Med Rev 12(2): 146-151.

Fuchs, T., N. Birbaumer, et al. (2003). "Neurofeedback treatment for attention-deficit/hyperactivity disorder in children: a comparison with methylphenidate." Appl Psychophysiol Biofeedback 28(1): 1-12.

Gruzelier, J. (2000). "Self regulation of electrocortical activity in schizophrenia and schizotypy: a review." Clin Electroencephalogr 31(1): 23-29.

Gruzelier, J., E. Hardman, et al. (1999). "Learned control of slow potential interhemispheric asymmetry in schizophrenia." Int J Psychophysiol 34(3): 341-348.

Gudmundsson, S., T. P. Runarsson, et al. (2007). "Reliability of quantitative EEG features." Clin Neurophysiol 118(10): 2162-2171.

Hammond, A., J. Walker, et al. (2004). "Standards for the use of quantitative electroencephalography (QEEG) in neurofeedback: A position paper of the International Society for Neuronal Regulation." Journal of Neurotherapy 8(1): 5-27.

Hammond, D. (2000). "Neurofeedback treatment of depression with the Roshi." Journal of Neurotherapy 4(2).

Hammond, D. C. (2001). "Treatment of chronic fatigue with neurofeedback and self-hypnosis." NeuroRehabilitation 16(4): 295-300.

Hammond, D. C. (2003). "QEEG-guided neurofeedback in the treatment of Obsessive Compulsive Disorder." Journal of Neurotherapy 7(2).

Hammond, D. C. (2005). "Neurofeedback treatment of depression and anxiety." Journal of Adult Development 12(2/3): 131-137.

Hammond, D. C. (2005). "Neurofeedback with anxiety and affective disorders." Child Adolesc Psychiatr Clin N Am 14(1): 105-123, vii.

Hanslmayr, S., P. Sauseng, et al. (2005). "Increasing individual upper alpha power by neurofeedback improves cognitive performance in human subjects." Appl Psychophysiol Biofeedback 30(1): 1-10.

Harrison, D. W., H. A. Demaree, et al. (1998). "QEEG assisted neuropsychological evaluation of autism." Int J Neurosci 93(1-2): 133-140.

Heinrich, H., H. Gevensleben, et al. (2004). "Training of slow cortical potentials in attention-deficit/hyperactivity disorder: evidence for positive behavioral and neurophysiological effects." Biol Psychiatry 55(7): 772-775.

Heinrich, H., H. Gevensleben, et al. (2007). "Annotation: neurofeedback - train your brain to train behaviour." J Child Psychol Psychiatry 48(1): 3-16.

Hinterberger, T., R. Veit, et al. (2003). "Brain areas activated in fMRI during self-regulation of slow cortical potentials (SCPs)." Exp Brain Res 152(1): 113-122.

Huang-Storms, L., D. E. Bodenhamer, et al. (2007). "QEEG-Guided Neurofeedback for Children with Histories of Abuse and Neglect: Neurodevelopmental Rationale and Pilot Study." Journal of Neurotherapy 10(4).

Jacobs, E. H. (2005). "Neurofeedback treatment of two children with learning, attention, mood, social, and developmental deficits." Journal of Neurotherapy 9(4).

James, L. C. and R. A. Folen (1996). "EEG biofeedback as a treatment for chronic fatigue syndrome: a controlled case report." Behav Med 22(2): 77-81.

Jarusiewicz, B. (2002). "Efficacy of neurofeedback for children in the autistic spectrum: A pilot study." Journal of Neurotherapy 6(4).

Jensen, M. P., C. Grierson, et al. (2007). "Neurofeedback treatment for pain associated with complex regional pain syndrome." Journal of Neurotherapy 11(1): 45-53.

Jokic-Begic, N. and D. Begic (2003). "Quantitative electroencephalogram (qEEG) in combat veterans with post-traumatic stress disorder (PTSD)." Nord J Psychiatry 57(5): 351-355.

Kaiser, D. A. and S. Othmer (2000). "Effect of neurofeedback on variables of attention in a large multi-center trial." Journal of Neurotherapy 4(1).

Karadag, F., N. K. Oguzhanoglu, et al. (2003). "Quantitative EEG analysis in obsessive compulsive disorder." Int J Neurosci 113(6): 833-847.

Kayiran, S., E. Dursun, et al. (2007). "Neurofeedback in fibromyalgia syndrome." Agri 19(3): 47-53.

Keller, I. (2001). "Neurofeedback therapy of attention deficits in patients with Traumatic Brain Injury." Journal of Neurotherapy 5(1/2).

Knott, V. J., D. Bakish, et al. (1996). "Quantitative EEG correlates of panic disorder." Psychiatry Res 68(1): 31-39.

Kondacs, A. and M. Szabo (1999). "Long-term intra-individual variability of the background EEG in normals." Clin Neurophysiol 110(10): 1708-1716.

Kotchoubey, B., V. Blankenhorn, et al. (1997). "Stability of cortical self-regulation in epilepsy patients." Neuroreport 8(8): 1867-1870.

Kotchoubey, B., A. Kubler, et al. (2002). "Can humans perceive their brain states?" Conscious Cogn 11(1): 98-113.

Kotchoubey, B., D. Schneider, et al. (1996). "Self-regulation of slow cortical potentials in epilepsy: a retrial with analysis of influencing factors." Epilepsy Res 25(3): 269-276.

Kotchoubey, B., U. Strehl, et al. (1999). "Negative potential shifts and the prediction of the outcome of neurofeedback therapy in epilepsy." Clin Neurophysiol 110(4): 683-686.

Kotchoubey, B., U. Strehl, et al. (2001). "Modification of slow cortical potentials in patients with refractory epilepsy: a controlled outcome study." Epilepsia 42(3): 406-416.

Kouijzer, M. E. J., J. M. H. de Moor, et al. (2009). "Neurofeedback improves executive functioning in children with autism spectrum disorders." Research in autims spectrum disorders 3(1): 145-162.

Kropp, P., M. Siniatchkin, et al. (2002). "On the pathophysiology of migraine-- links for "empirically based treatment" with neurofeedback." Appl Psychophysiol Biofeedback 27(3): 203-213.

Landers, D. M., S. J. Petruzzello, et al. (1991). "The influence of electrocortical biofeedback on performance in pre-elite archers." Med Sci Sports Exerc 23(1): 123-129.

Leins, U., G. Goth, et al. (2007). "Neurofeedback for children with ADHD: a comparison of SCP and Theta/Bèta protocols." Appl Psychophysiol Biofeedback 32(2): 73-88.

Leon-Carrion, J., J. F. Martin-Rodriguez, et al. (2009). "Delta-alpha ratio correlates with level of recovery after neurorehabilitation in patients with acquired brain injury." Clin Neurophysiol 120(6): 1039-1045.

Levesque, J., M. Beauregard, et al. (2006). "Effect of neurofeedback training on the neural substrates of selective attention in children with attention-deficit/hyperactivity disorder: a functional magnetic resonance imaging study." Neurosci Lett 394(3): 216-221.

Lubar, J. F. (1991). "Discourse on the development of EEG diagnostics and biofeedback for attention-deficit/hyperactivity disorders." Biofeedback Self Regul 16(3): 201-225.

Lubar, J. F. (1998). "Electroencephalographic biofeedback methodology and the management of epilepsy." Integr Physiol Behav Sci 33(2): 176-207.

Lubar, J. F., M. O. Swartwood, et al. (1995). "Evaluation of the effectiveness of EEG neurofeedback training for ADHD in a clinical setting as measured by changes in T.O.V.A. scores, behavioral ratings, and WISC-R performance." Biofeedback Self Regul 20(1): 83-99.

Martinez, P., H. Bakardjian, et al. (2007). "Fully Online Multicommand Brain-Computer Interface with Visual Neurofeedback Using SSVEP Paradigm." Comput Intell Neurosci: 94561.

Moazami-Goudarzi, M., J. Sarnthein, et al. (2008). "Enhanced frontal low and high frequency power and synchronization in the resting EEG of parkinsonian patients." Neuroimage 41(3): 985-997.

Monderer, R. S., D. M. Harrison, et al. (2002). "Neurofeedback and epilepsy." Epilepsy Behav 3(3): 214-218.

Monjezi, S. and R. R. Lyle (2006). "Neurofeedback treatment of Type I Diabetes Mellitus: Perceptions of quality of life and stabilization of insulin treatment - Two case studies." Journal of Neurotherapy 10(4).

Morita, A., S. Kamei, et al. (2009). "The relationship between slowing EEGs and the progression of Parkinson's disease." J Clin Neurophysiol 26(6): 426-429.

Motomura, E., K. Inui, et al. (2002). "Late-onset depression: can EEG abnormalities help in clinical sub-typing?" J Affect Disord 68(1): 73-79.

Motomura, E., K. Inui, et al. (2003). "Is temporal slow wave on EEG a useful diagnostic tool in vascular depression?" Psychiatry Clin Neurosci 57(6): 610-611.

Nada, P. J. (2009). "Biofeedback application for somatoform disorders and ADHD in childres." International Journal of Medicine and Medical Sciences 1(2): 017-022.

Oathes, D. J., W. J. Ray, et al. (2008). "Worry, generalized anxiety disorder, and emotion: evidence from the EEG gamma band." Biol Psychol 79(2): 165-170.

Oberman, L. M., V. S. Ramachandran, et al. (2008). "Modulation of mu suppression in children with autism spectrum disorders in response to familiar or unfamiliar stimuli: the mirror neuron hypothesis." Neuropsychologia 46(5): 1558-1565.

Orlando, P. C. and R. O. Rivera (2004). "Neurofeedback for elementary students with identified learning problems." Journal of Neurotherapy 8(2).

Passini, F. T., C. G. Watson, et al. (1977). "Alpha wave biofeedback training therapy in alcoholics." J Clin Psychol 33(1): 292-299.

Peniston, E. G. and P. J. Kulkosky (1991). "Alpha-Theta brainwave neurofeedback therapy for Vietnam veterans with combat-related posttraumatic stress disorder." Medical Psychotherapy: An international journal 4: 47-60.

Peniston, E. G., D. A. Marrinan, et al. (1993). "EEG alpha-theta brainwave synchronization in Vietnam theater veteran with combat-related posttraumatic stress disorder and alcohol abuse." Medical Psychotherapy: An international journal 6: 37-50.

Philippens, I. H. and R. A. Vanwersch (2010). "Neurofeedback training on sensorimotor rhythm in marmoset monkeys." Neuroreport 21(5): 328-332.

Pineda, J. A. (2008). "Positive Behavioral and Electrophysiological Changes Following Neurofeedback Training in Children with Autism." Research in autims spectrum disorders 2: 557-581.

Prichep, L. S., K. R. Alper, et al. (1996). "Quantitative electroencephalographic characteristics of crack cocaine dependence." Biol Psychiatry 40(10): 986-993.

Pucci, E., G. Cacchio, et al. (1998). "EEG spectral analysis in Alzheimer's disease and different degenerative dementias." Arch Gerontol Geriatr 26(3): 283-297.

Rasey, H. W., J. Lubar, et al. (1996). "EEG biofeedback for the enhancement of attentional processing in normal college students." Journal of Neurotherapy 1(3): 15-21.

Ratcliff-Baird, B. (2001). "ADHD and stuttering: Similar EEG profiles suggest neurotherapy as an adjunct to traditional speech therapies." Journal of Neurotherapy 5(4).

Raymond, J., C. Varney, et al. (2005). "The effects of alpha/theta neurofeedback on personality and mood." Brain Res Cogn Brain Res 23(2-3): 287-292.

Ros, T., M. J. Moseley, et al. (2009). "Optimizing microsurgical skills with EEG neurofeedback." BMC Neurosci 10: 87.

.

Rossiter, T. (2004). "The effectiveness of neurofeedback and stimulant drugs in treating AD/HD: Part I. Review of methodological issues." Appl Psychophysiol Biofeedback 29(2): 95-112.

Rossiter, T. (2004). "The effectiveness of neurofeedback and stimulant drugs in treating AD/HD: part II. Replication." Appl Psychophysiol Biofeedback 29(4): 233-243.

Rozelle, G. R. and T. H. Budzynski (1995). "Neurotherapy for stroke rehabilitation: a single case study." Biofeedback Self Regul 20(3): 211-228.

Sachs, G., P. Anderer, et al. (2004). "EEG mapping in patients with social phobia." Psychiatry Res 131(3): 237-247.

Saxby, E. and E. G. Peniston (1995). "Alpha-theta brainwave neurofeedback training: an effective treatment for male and female alcoholics with depressive symptoms." J Clin Psychol 51(5): 685-693.

Schneider, F., B. Rockstroh, et al. (1992). "Self-regulation of slow cortical potentials in psychiatric patients: schizophrenia." Biofeedback Self Regul 17(4): 277-292.

Schoenberger, N. E., S. C. Shif, et al. (2001). "Flexyx Neurotherapy System in the treatment of traumatic brain injury: an initial evaluation." J Head Trauma Rehabil 16(3): 260-274.

Siniatchkin, M., A. Hierundar, et al. (2000). "Self-regulation of slow cortical potentials in children with migraine: an exploratory study." Appl Psychophysiol Biofeedback 25(1): 13-32.

Siniatchkin, M., P. Kropp, et al. (2000). "Neurofeedback--the significance of reinforcement and the search for an appropriate strategy for the success of self-regulation." Appl Psychophysiol Biofeedback 25(3): 167-175.

Sokhadze, T. M., R. L. Cannon, et al. (2008). "EEG biofeedback as a treatment for substance use disorders: review, rating of efficacy, and recommendations for further research." Appl Psychophysiol Biofeedback 33(1): 1-28.

Sterman, M. B. and T. Egner (2006). "Foundation and practice of neurofeedback for the treatment of epilepsy." Appl Psychophysiol Biofeedback 31(1): 21-35.

Sterman, M. B. and L. Friar (1972). "Suppression of seizures in an epileptic following sensorimotor EEG feedback training." Electroencephalogr Clin Neurophysiol 33(1): 89-95.

Sterman, M. B. and D. Lantz (2001). "Changes in lateralized memory performance in subjects with epilepsy following neurofeedback training." Journal of Neurotherapy 5(1/2).

Strehl, U., B. Kotchoubey, et al. (2005). "Predictors of seizure reduction after self-regulation of slow cortical potentials as a treatment of drug-resistant epilepsy." Epilepsy Behav 6(2): 156-166.

Strehl, U., U. Leins, et al. (2006). "Self-regulation of slow cortical potentials: a new treatment for children with attention-deficit/hyperactivity disorder." Pediatrics 118(5): e1530-1540.

Surmeli, T. and A. Ertem (2007). "EEG neurofeedback treatment of patients with Down Syndrome." Journal of Neurotherapy 11(1).

Swingle, P. G. (1998). "Neurofeedback treatment of pseudoseizure disorder." Biol Psychiatry 44(11): 1196-1199.

Thompson, L. (2005). "Neurofeedback Intervention for adults with ADHD." Journal of Adult Development 12(2/3): 123-130.

Thompson, L. and M. Thompson (1998). "Neurofeedback combined with training in metacognitive strategies: effectiveness in students with ADD." Appl Psychophysiol Biofeedback 23(4): 243-263.

Thompson, M. and L. Thompson (2002). "Biofeedback for movement disorders (Dystonia with Parkinson's Disease): Theory and preliminary results." Journal of Neurotherapy 6(4).

Thompson, M. and L. Thompson (2006). "Improving attention in adults and children: Differing electroencephalography profiles and implications for training." Biofeedback 34(3): 99-105.

Tinius, T. P. and K. A. Tinius (2000). "Changes after EEG Biofeedback and cognitive retraining in adults with Mild Traumatic Brain injury and Attention Deficit Hyperactivity Disorder." Journal of Neurotherapy 4(I2).

Tomioka, R. and K. R. Muller (2010). "A regularized discriminative framework for EEG analysis with application to brain-computer interface." Neuroimage 49(1): 415-432.

Trudeau, D. L. (2005). "Applicability of brain wave biofeedback to substance use disorder in adolescents." Child Adolesc Psychiatr Clin N Am 14(1): 125-136, vii.

Vernon, D., T. Egner, et al. (2003). "The effect of training distinct neurofeedback protocols on aspects of cognitive performance." Int J Psychophysiol 47(1): 75-85.

Walker, J. E. and G. P. Kozlowski (2005). "Neurofeedback treatment of epilepsy." Child Adolesc Psychiatr Clin N Am 14(1): 163-176, viii.

Walker, J. E. and C. A. Norman (2006). "The neurophysiology of dyslexia: A selective review with implications for neurofeedback remediation and results of treatments in twelve consecutive patients." Journal of Neurotherapy 10(1).

Walker, J. E., C. A. Norman, et al. (2002). "Impact of QEEG-guided coherence training for patients with a mild closed head injury." Journal of Neurotherapy 6(2).

Weiler, E. W., K. Brill, et al. (2002). "Neurofeedback and quantitative electroencephalography." Int Tinnitus J 8(2): 87-93.

Weiskopf, N., F. Scharnowski, et al. (2004). "Self-regulation of local brain activity using real-time functional magnetic resonance imaging (fMRI)." J Physiol Paris 98(4-6): 357-373.

Wilson, V. E., E. Peper, et al. (2006). ""The Mind Room" in Italian soccer training: The use of biofeedback and neurofeedback for optimum performance." Biofeedback 34(3): 79-81.

Wing, K. (2001). "Effect of neurofeedback on motor recovery of a patient with brain injury: a case study and its implications for stroke rehabilitation." Top Stroke Rehabil 8(3): 45-53.

Yoo, S. S. and F. A. Jolesz (2002). "Functional MRI for neurofeedback: feasibility study on a hand motor task." Neuroreport 13(11): 1377-1381.